U0382507

国家社科基金项目阶段性成果
（项目名称：甘肃道教史研究　批准号：15BZJ031）
天水师范学院"青蓝"人才工程基金资助项目
天水师范学院2019年思政专项项目阶段性成果
（项目名称：马克思主义宗教观研究　批准号：SZZ2019-06）

刘一明丹道哲学思想研究

贾来生　谢小平◎著

中国社会科学出版社

图书在版编目（CIP）数据

刘一明丹道哲学思想研究／贾来生，谢小平著 . —北京：
中国社会科学出版社，2021.3
ISBN 978 - 7 - 5203 - 7572 - 6

Ⅰ. ①刘⋯　Ⅱ. ①贾⋯②谢⋯　Ⅲ. ①道教—养生（中医）—
研究　Ⅳ. ①R212

中国版本图书馆 CIP 数据核字（2020）第 244303 号

出 版 人　赵剑英
责任编辑　张　林
特约编辑　王家明
责任校对　郝阳洋
责任印制　戴　宽

出　　版　中国社会科学出版社
社　　址　北京鼓楼西大街甲 158 号
邮　　编　100720
网　　址　http://www.csspw.cn
发 行 部　010 - 84083685
门 市 部　010 - 84029450
经　　销　新华书店及其他书店

印刷装订　北京明恒达印务有限公司
版　　次　2021 年 3 月第 1 版
印　　次　2021 年 3 月第 1 次印刷

开　　本　710×1000　1/16
印　　张　12.25
插　　页　2
字　　数　155 千字
定　　价　69.00 元

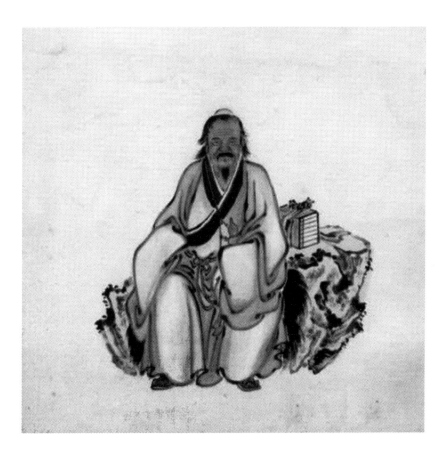

清代兰州大书画家唐琏所画刘一明像

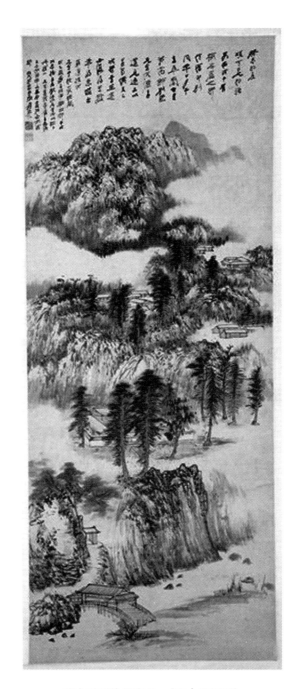

张大千所绘兴隆山：《山中幽居图》

目　　录

CONTENTS

导　　言

任何一项学术研究都是在前人研究的基础上进行的。首先让我们回顾综述一下学术界对刘一明学术思想的研究情况。目前学术界对刘一明思想学术的专题论著较少，多是综合性的著作。

（一）刘宁著《刘一明修道思想研究》[①]。全书分绪论、宇宙观、生命观、修道价值与修道原则、金丹修炼论、天人合一论、三教合一论、结论共八个部分组成。该书较为系统地论述了刘一明的思想体系，并做了总体评价，刘宁的著作填补了国内学术界系统研究刘一明思想体系的空白。其中绪论交代了刘一明的生平经历及思想背景，并论述了影响他修道思想的几个重要的因素，分析了刘一明著作的体系结构。第一章宇宙观通过道、先天真一之气、先天阴阳五行及后天万物论述了刘一明建构的先后天二重化世界观。第二章论述了先后天精气神、性与命、先天五元五德和后天五物五贼等几个问题。第三章论述了刘一明的修道价值以及先穷性命之理，后了性命之功；从后天入手，后天返先天；性命双修，先命后性的三个修道原则。第四章金丹修炼论是全书的核心部分，把刘一明内丹养生分为炼己筑基、凝结圣胎、脱胎出神三个阶段。第五章从天人同一

---

① 刘宁：《刘一明修道思想研究》，巴蜀书社 2001 年版。

演化次第、天人同素同构、人定胜天三个方面论述了刘一明的天人合一论。第六章论述了刘一明三教一家、三教兼修的思想。结论部分总结了刘一明修道思想具有易道同一、以易阐道；融合南北、性命双修两个鲜明特点，并作了深入评价，指出其贡献和不足。

（二）刘仲宇著《刘一明学案》①。本书主要介绍了刘一明的生平、论著略考、思想评析、年谱、研究著作等内容。

（三）白娴棠著《信仰与教化——刘一明的信仰之道与教化之论》②。本书主要着眼于教育教化的视角，主要论述刘一明的信仰和教化之间的内在关系以及二者的相互促进作用。

（四）李应存、王兰桂著《刘一明医书释要》③。该书主要是辑录并介绍刘一明著作中的《眼科启蒙》《经验奇方》《经验杂方》三本书以供经世致用。

（五）丁述学著《刘一明与兴隆山》④。该书主要是选编了刘一明的仙话传说、楹联、年谱、碑刻以及兴隆山和榆中的景观等文章著作。

（六）卿希泰在《中国道教史》⑤第四卷第十一章第七节中分宇宙观、人性论、内丹说及修道论四部分对刘一明的思想作了较为系统深入的论述，其中内丹说认为刘一明思想具有吸收南北二宗，性命双修的特点，也分析了刘一明内丹术语的确切含义。

（七）任继愈在《中国道教史》⑥第四编第十八章中评价刘一明思想特点为性命双修、循序渐进。提出了《修真九要》论述的丹功

---

① 刘仲宇：《刘一明学案》，齐鲁书社 2010 年版。
② 白娴棠：《信仰与教化——刘一明的信仰之道与教化之论》，中国社会科学出版社 2018 年版。
③ 李应存、王兰桂：《刘一明医书释要》，甘肃文化出版社 2001 年版。
④ 丁述学：《刘一明与兴隆山》，华夏出版社 2018 年版。
⑤ 卿希泰：《中国道教史》，四川人民出版社 1996 年版。
⑥ 任继愈：《中国道教史》，人民出版社 1998 年版。

九要为：勘破世事、积德修行、尽心穷理、访求真师、炼己筑基、和合阴阳、审明火候、外药了命、内药了性。并论述了《修真辨难》分丹法为上中下三等，即上等"自在法"，中等"权度法"，下等"攻磨法"。

（八）盖建民在《道教医学》[①] 第三章第一节中重点论述了刘一明医道兼通，制备丹药以及将医家分为神医和人医两种类型的思想。

（九）马序、盛国仓的《刘一明道教哲学思想初探》一文[②]是一篇综论形式的论文，探讨了刘一明思想的渊源、构成部分以及具体内容。

（十）何建明的《刘一明道教易学简论》[③] 一文从周易入手，深入分析了刘一明思想中对周易的吸收与融合及其特色。

综观目前学术界对刘一明学术思想的研究，我们不难发现，多数研究是一般性的、总体性的综论，也有从教育教化和医学医方的角度进行论述研究的，从养生哲学角度进行系统深入的专题研究的著述相对较少。对刘一明丹道养生思想进行研究的专题论文专著尚不多见。因此本书拟从维护身心健康的丹道养生哲学的角度出发，来深入挖掘刘一明思想的现实意义。时至今日，我们在身心健康、形体养生、心理治疗及信仰疗法等许多方面，大都能够在刘一明的丹道修炼思想中找到宝贵的资源，得到深刻的启示。同样，本书还将深入探讨刘一明丹道养生思想的哲学基础，进一步阐明刘一明丹道养生思想的深刻背景，使刘一明丹道养生思想得以升华。因而本书的学术研究是有一定的学术价值和现实意义。

本书的研究思路是以刘一明的丹道养生思想为核心和线索，以对其丹道养生哲学思想的探讨为重点，以彰显其丹道养生哲学思想

---

① 盖建民：《道教医学》，宗教文化出版社 2001 年版。
② 马序、盛国仓：《刘一明道教哲学思想初探》，《世界宗教研究》1984 年第 3 期。
③ 何建明：《刘一明道教易学简论》，《上海道教》1999 年第 2 期。

的现代价值为落脚点，前后连贯，相辅相成地对其思想体系予以诠释和深入剖析。本书将在比较综合的基础上对刘一明丹道养生思想的哲学基础及其贡献予以系统深入的分析总结，突出其思想特色，并重点挖掘其丹道养生思想的现代价值和现实意义，以期对今天人们的身心健康的维护和谐有所裨益。

第 一 章

刘一明的生平、著作及思想背景

第一节　刘一明的生平

刘一明（1734—1821）是清代乾嘉年间著名的道教学者、内丹学家和医学家，是全真道龙门派第十一代传人。前半生为了钻研内丹功法和养生真谛，云游了大江南北；后半生定居在甘肃榆中县的兴隆山，日间忙于课徒，募修道观，夜间潜心儒、释、道、医诸子百家，博古通今，创造吸收，著作等身，终成一家。

清代《金县志》卷十三对刘一明的生平记载道：

刘一明，号悟元子，又号素朴子，又号被褐散人。山西曲沃人（今山西闻喜县东北）。博学工书，尤精于医。乾隆间，访龛谷老人，啸咏于兴隆山（今甘肃榆中县——引者注）中，一时士大夫乐与云游，每教人以养身之术。两山（指榆中县之兴隆山和栖云山——引者注）梵宇募化重修，凡四十余年，购置田亩为香火之资，又于禅寺沟置义冢地。年八十八而殁①。

---

① 清修《金县志》卷十三，线装本。

这段材料表明了刘一明在内丹学、书法和医学方面卓越的成就，还特别指出了刘一明积"四十余年"之功德"梵宇募化重修"。兴隆山道观原为初建于东晋十六国和唐初的佛教寺院，宋徽宗赵佶兴道抑佛时随之演变为道教名山，当时"殿宇甚多，香火兴旺，称洞天福地"，① 明末兵火，几被夷为平地。据张文玲先生统计，刘一明从乾隆四十五年至嘉庆十九年（1780—1814）三十五年之间，依靠杰出的个人能力，"行医募化，先后在兴隆山兴龙、栖云二山和凤凰岭新修、重建灵官殿六间……总共约四十八座（处）、二百九十八间（牌坊、拜斗台除外）。购买香火田一百六十六亩，自己率众开荒造田二百二十五亩。二十七种著作已版行于世"②。以一人之力兴一方道观，可谓神仙功德。

刘一明在其著作中对其生平经历亦有记载，可为补充印证。他在《会心外集》中自称："山右鄙夫，新田懒汉，不喜荣华，只求恬澹。""山右"是山西的别称，"新田"是春秋时晋地，可证实其祖籍山西曲沃。光绪《重修皋兰县志》称他出身巨富，"家累万金，弃之录道士籍"。③ 其父于甘肃巩昌（今甘肃陇西）开药店致富，并为其举业于乾隆二十一年（1756）出巨资捐国子监，但刘一明弃家入道，动因起于求道治病。他在《会心内集·穷理说》中有如下记述：

> 悟元自十三四岁，即知世间有此一段大事因缘，可恨自己福缘浅薄，未得早遇高人。乱学乱问，装了满肚子古董杂货。十七岁身得重病，百药不效，次年赴甘省南安养病，愈医愈重。当年所学，百无一用，直到卧床不起，幸喜真人赐方，沉疴尽除，死里逃生，如在轮回走了一遭，可惧可怕。十九岁外游访道，自发

---

① 《栖云笔记》卷三，第40页。
② 张文玲：《道学家刘一明》，甘肃人民出版社1997年版，第36页。
③ 《甘肃全省新道志》第11函，第98卷，第25页。

誓愿，若不究明大事，决不干休。二十二岁榆中遇吾师龛谷老人，辟破旁门，口授心印。从前狐疑，冰消瓦散。后奉师命，暂尽人事。参看丹经，疑信今半，不能彻底通晓。盖以离师太早，未聆细微，故有窒碍。因为此事，京都居住四年，河南二年，尧都一年，西秦三年，来往不定者四年，经十三年之久。三教经书，无不细玩，丝毫理路，无不搜求，未尝一日有忘。然究于疑难处，总未释然。壬辰复游汉上，又遇仙留丈人，挖出造化根苗，提示天地心窝，当下从万丈深沟提上千峰顶上。山河大地，如在掌上，黄芽白雪，即在眼前，逆顺是道，左右逢原。举步跳过苦海，展手扭转斗稍，十三年疑困，到此一棒打为粉碎矣。①

由此可知刘一明的出家缘由，拜师经过以及其间的心路历程。刘宁先生把刘一明的人生历程分为三个阶段，即拜龛谷老人之前，1734年至1753年，为其"发心修道"阶段；拜龛谷老人之后，遇仙留丈人之前，1753年至1768年，为其"修道"阶段；其后是第三个阶段，是其"证道和弘道"的阶段。② 这种分法结合其人生经历，较为合理。

刘一明前半生云游参学，后半生居于甘肃榆中县之兴隆山和栖云山，其著作多作于此，最后亦仙逝此地。关于他云游参学的地方，在其《会心外集·韬光歌》中有一个总结：

　　我曾韬光在灵州，儒衣儒冠暗里修，虽然埋名亦隐姓，难免世人口咻咻。我曾韬光在宁夏，破衣垢面夺造化，搬砖弄瓦妆疯癫，一心要成宝无价。我曾韬光在南台，教门用力接良材，未免有益还有损，修桥补路积法财。我曾韬光麻峪河，秦岭坡

---

① 《会心内集》卷下，《藏外道书》第8册，巴蜀书社1994年版，第660页。
② 刘宁：《刘一明修道思想研究》，巴蜀书社2001年版，第4—5页。

下苦琢磨，虎狼窝里长自在，不动不摇无更那。我曾韬光在岷地，洗心涤虑又定意，偶遇当年旧主人，授我一根神兵器。我曾韬光在金城，游戏三昧理性情，在尘出尘无点染，一粒黍珠到处明。我曾韬光在金县，重开栖云朝元观，算来前后二十年，五峰焕然气贯穿。①

现依据张文玲先生《道学家刘一明》和金耀东先生《道教理论的集大成者——刘一明》，并结合刘一明《会心集》《悟道录》等著作线索，将刘一明生平经历及著述情况予以列表。

人生历程分为三个阶段，即拜龛谷老人之前，1734 年至 1753年，为其"发心修道"阶段；拜龛谷老人之后，遇仙留丈人之前，1753 年至 1768 年，为其"修道"阶段；其后是第三个阶段，是其"证道和弘道"的阶段。可以总结为以下三个阶段：

一、慕道阶段（1734—1753 年）

一、修道阶段（1753—1768 年）

三、弘道阶段（1768—1821 年）

表1—1　　　　　刘一明生平经历及著述情况一览

时间	年龄	事迹
清世宗雍正十二年（1734）	1 岁	甲寅年农历九月十九日寅时出生于山西省平阳府曲沃县（今闻喜县东北）
清高宗乾隆十五年（1750）	17 岁	结婚，辍学在家养病。读《吕祖传》遂有物外之思
清高宗乾隆十六年（1751）	18 岁	云游山西稷山，陕西西安、泾阳，甘肃南安，在南安治病

---

① 《会心外集》卷下，《藏外道书》第 8 册，第 694 页。

续表

时间	年龄	事迹
清高宗乾隆十七年（1752）	19 岁	到甘肃巩昌（今陇西）探父。在泾阳遇异人，得调治伤劳灵应膏
清高宗乾隆十八年（1753）	20 岁	云游甘肃会宁铁木山、靖远开龙山潮音寺、省城金城（今兰州）。首到龛谷峡，皈依道门，法名一明，号悟元子
清高宗乾隆十九年（1754）	21 岁	云游靖远打拉池，贵州龙凤山，甘肃靖远开龙山，辽宁海城，甘肃巩昌
清高宗乾隆二十年（1755）	22 岁	二到龛谷，后遵龛谷老人言，回山西曲沃省亲
清高宗乾隆二十一年（1756）	23 岁	三到龛谷，复回山西曲沃，去北京国子监上学至二十六年
清高宗乾隆二十六年（1761）	28 岁	辍学回山西曲沃，为母亲治病，后学医云游河南至三十年
清高宗乾隆二十八年（1765）	32 岁	回山西曲沃，复游山西平阳、汾州、太原
清高宗乾隆三十一年（1766）	33 岁	游览了晋祠、双塔寺、纯阳宫、崇善寺、五台山、龙山石窟、云冈石窟等名胜古迹
清高宗乾隆三十二年（1767）	34 岁	回山西曲沃，又到巩昌为父奔丧
清高宗乾隆三十三年（1768）	35 岁	四到龛谷。龛谷老人东游秦州。又云游河南、陕西，于陕西褒城仙留镇遇齐丈人
清高宗乾隆三十四年（1769）	36 岁	搬父柩归晋。离家出走，度禹门，过蒲城、庆阳、延安、定边、灵州。龛谷老人羽化凤翔太乙村，终年一百零三岁
清高宗乾隆三十五年（1770）	37 岁	云游宁夏固原，甘肃平凉，山西汾州，陕西凤翔、凤县和凤县南台山。著《阴符经注》
清高宗乾隆三十六年（1771）	38 岁	修建南台山道观和麻峪河石桥
清高宗乾隆三十七年（1772）	39 岁	离开南台山，云游甘肃两当、徽县、成县、西和、礼县、岷州、狄道

续表

时间	年龄	事迹
清高宗乾隆三十八年（1773）	40 岁	云游甘肃兰州，宁夏银川
清高宗乾隆三十九年（1774）	41 岁	云游甘肃靖远开龙山潮音寺、会宁铁木山，重游靖远曲沃山，宁夏中卫衍龙山、二龙山，靖远开龙山、红山寺、西暗寺。著《西游原旨序》
清高宗乾隆四十年（1775）	42 岁	挂单甘肃兰州白塔山罗汉殿。著《西游原旨读法》《西游原旨诗结》《西游原旨歌》
清高宗乾隆四十一年（1776）	43 岁	挂单兰州白道楼、金天观，云游平番、凉州、肃州、青海西宁。《西游原旨》告竣
清高宗乾隆四十二年（1777）	44 岁	云游青海西宁、湟中
清高宗乾隆四十三年（1778）	45 岁	云游甘肃河州、狄道、康乐
清高宗乾隆四十四年（1779）	46 岁	回南台山，云游甘肃临洮，初到榆中兴隆山，修建道观
清高宗乾隆四十五年（1780）	47 岁	于榆中栖云山修建灵官殿、洗心亭
清高宗乾隆四十六年（1781）	48 岁	在兴隆山修建三清殿、天真殿、玄坛殿等。后因撒拉族举行反清起义影响辍工，去南台山募化
清高宗乾隆四十七年（1782）	49 岁	返回兴隆山，添建均利桥、五图亭，修补朝阳洞，复游甘肃秦州、清水
清高宗乾隆四十八年（1783）	50 岁	第三次去南台山至五十年
清高宗乾隆五十年（1785）	52 岁	返栖云山，建混元阁、经柱亭、雷祖殿、斗母殿、寿星庵、王母宫、白云窝、二仙洞、吕祖阁、邱祖堂、福缘楼、自怡楼、澹然亭
清高宗乾隆五十五年（1790）	57 岁	混元阁等诸殿阁告竣。买水地六十亩、山旱地五十四亩，峡内旱地一十八亩，作主持焚修养膳之用
清高宗乾隆五十六年（1791）	58 岁	重建兴隆山灵官殿，购香火地二十六亩，在栖云山建拜斗台、朝阳洞、三圣洞等

续表

时间	年龄	事迹
清高宗乾隆五十八年（1793）	60 岁	重建三大士殿
清仁宗嘉庆元年（1796）	63 岁	重游陕西汉南，游湖北、朝五当，冬四月四去南台山
清仁宗嘉庆二年（1797）	64 岁	赴凤翔太乙村拜龛谷老人墓，住南台，过凤翔、陇州。至景福山龙门洞访邱祖仙迹，后去平凉崆峒山，宁夏固原、贺兰山、甘肃陇州，河州，青海西宁，因病定居兴隆山
清仁宗嘉庆三年（1798）	65 岁	调治风湿性关节炎。著《周易阐真·序》《神室八法》《修真九要》《修真辨难》《修真后辩》《阴符经注·序》《百家碑注·序》《悟真直指》《会心外集》
清仁宗嘉庆四年（1799）	66 岁	重修圣母殿厢房、厨房、山门、围墙。著《参同直指》《悟真直指·序》
清仁宗嘉庆五年（1800）	67 岁	率徒在新庄沟开荒一百亩，又平整地基一块，建房八间
清仁宗嘉庆六年（1801）	68 岁	开新庄沟山坡地一百二十五亩，取租为零星补修之费。与宁夏将军甘肃提督苏宁阿修改《烟霞录问答》，遂成莫逆之交。《敲爻歌直解》《会心集》完稿
清仁宗嘉庆七年（1802）	69 岁	补修三教洞，重修鱼篮菩萨殿。著《无根树解》
清仁宗嘉庆八年（1803）	70 岁	著《孔易阐真》
清仁宗嘉庆九年（1804）	71 岁	著《参同契直指经文》《参同契直指笺注》《参同契直指三相类》《黄庭经解》
清仁宗嘉庆十年（1805）	72 岁	购买禅寺沟山坡地为义冢，为贫人义葬
清仁宗嘉庆十一年（1806）	73 岁	重修玉皇殿，两廊山门，灵官殿
清仁宗嘉庆十二年（1807）	74 岁	去固原募化。《金丹四百字解》并序完稿

续表

时间	年龄	事迹
清仁宗嘉庆十三年（1808）	75 岁	重修三官殿
清仁宗嘉庆十四年（1809）	76 岁	整修崖墙水道
清仁宗嘉庆十五年（1810）	77 岁	重修迎善桥（今名云龙桥）
清仁宗嘉庆十六年（1811）	78 岁	《象言破疑》成稿。《悟道录》撰成并于三月三日作序
清仁宗嘉庆十七年（1812）	79 岁	开净水泉，备两山取汲供神。《通关文》成稿
清仁宗嘉庆十八年（1813）	80 岁	重修关帝阁、石菩萨殿，拆移鱼篮菩萨殿于岭右
清仁宗嘉庆十九年（1814）	81	修建大佛殿、杨泗将军庙、东岳殿、十五殿、六曹殿、圣母宫、五岳楼、丹房等
清仁宗嘉庆二十年（1815）	82	兴隆、栖云两山工程告竣，著作刊刻完成，于自在窝静养。著《绝言歌》
清仁宗嘉庆二十二年（1817）	84	著《经验杂方》《经验奇方》《眼科启蒙》
清仁宗嘉庆二十三年（1818）	85	著《了愿歌》《自题形乐》
清仁宗嘉庆二十五年（1820）	87	著《瘟疫统治》《杂疫症治》
清宣宗道光元年（1821）	88	正月初六亥时羽化于甘肃榆中兴隆山

注：此年表参照张文玲《道学家刘一明》（甘肃人民出版社1997年版，第207—209页）一书和金耀东《道教理论的集大成者——刘一明》（《榆中文史资料选辑》1999年12月出版，第82—85页）一文。金耀东文中刘一明出生年"雍正十三年"应改"雍正十二年"；刘一明父亲病故而奔丧于巩昌之事应为乾隆三十二年（1767）；《西游原旨》告竣于1776年2月而非1778年。张文玲书中"清高宗乾隆三十年，乙酉，公元1767年"应订正为公元1765年。修订四处特于此注明。

第二节 刘一明的著作

著名道教研究专家卿希泰先生主编的《中国道教史》评论刘一明时，称他是"清中叶的高道，邃玄教，精易理，擅养生，长医术，是当时著名的内丹家，医学家"。并称其"撰著大量有关易学、内丹和医学的著作"①。刘一明一生著作丰富，据张文玲统计，除佚失的六种著作外，所存者总计二十七种、三十一部、七十三卷，一百余万字。详细情况见下表。

表1—2　　　　　　　刘一明著作及分类情况一览

分　类		名　称
现存著作 （共二十七种）	释道著作（十六种、十六部、三十二卷）	（1）《通关文》（分上、下两卷）
		（2）《悟道录》（分上、下两卷；包括《叹道歌》）
		（3）《阴符经注》（分上、中、下三篇）
		（4）《西游原旨》（分上、下两卷；包括读法、诗结、《西游原旨歌》）
		（5）《象言破疑》（分上、下两卷）
		（6）《修真后辩》（下卷）
		（7）《金丹四百字解》（全一卷）
		（8）《修真辨难》（上卷）
		（9）《黄庭经解》（共一卷）
		（10）《百字碑注》（共一卷）
		（11）《无根树解》（共一卷）
		（12）《敲爻歌直解》（共一卷）
		（13）《悟真直指》（共四卷）
		（14）《参同契直指》（共八卷；包括经文三卷，笺注三卷，三相类二卷）
		（15）《神室八法》（全一卷）
		（16）《修真九要》（共一卷）

---

① 卿希泰：《中国道教史》第四卷，四川人民出版社1996年版，第155—181页。

分　类		名　称
现存著作（共二十七种）	易学著作（三种、三部、十九卷）	（17）《周易阐真》（共一卷）
		（18）《孔易阐真》（含卷首共五卷）
		（19）《孔易注略》（共十二卷）
	医学著作（六种、六部、十四卷）	（20）《眼科启蒙》（共四卷）
		（21）《沙胀金书》（分上、下二卷）
		（22）《杂疫症治》（分上、下二卷）
		（23）《瘟疫统治》（分上、下二卷）
		（24）《经验奇方》（分上、下二卷）
		（25）《经验杂方》（分上、下二卷）
	艺文著作（六种、六部、十四卷）	（26）《会心集》（分内、外两集，各分上、下两卷）
		（27）《栖云笔记》（部分保存）
佚失著作		（28）《道德经解》（29）《三易注略》（30）《周易阐断》（31）《道德经会要》（32）《心经解蕴》《栖云笔记》（部分佚失）

第三节　刘一明的思想背景

刘一明丹道哲学思想的形成，与其所处的时代文化思想背景密不可分，也与其个人少年多病的人生经历和师授传承密切相关。

一　青少年时代多病后被道士治愈的人生经历是其步入道门的缘起

要不是有少年多病的痛苦经历和人生体验，出身富家的刘一明很可能不会走上慕道修道的人生道路。他小时候也是被家人送到了正规的儒家私塾学习，只是"幼时习儒，年未二十，大病者三，几乎陨命"。不但有病，而且是几乎陨命的三次大病，故才有"因病有悟，遂而慕道。然犹在疑似之间，以为世间未必有此延命之术也"①。在去甘肃巩昌探亲寻医路上的经历，才让他对于道教原本还在犹豫动摇的信仰坚定了起来，"因往西秦养病，路过泾阳，遇一蓬头老翁，相见如故，余言及切身大事，翁曰：'性命之道，人人有份，只在有志无志耳。'又赐良方。及至南安，如方疗治，诸病顿脱，自此立意方外，以为修养计。"② 类似经历在刘一明的《会心内集》中也有记载："十七岁身得重病，百药不效，次年赴甘省南安养病，愈医愈病。当年所学，百无一用，直至卧床不起，幸喜真人赐方，沉疴尽除，死里逃生，如在轮回走了一遭，可惧可怕。"③ 那么，祖师刘一明究竟服了何人何药才病愈的呢？查阅对他生平忠实记载的《素朴师云游记》，文中写道：

> 因素日攻苦，有伤劳之症，久治不愈，自思严君贸易甘肃巩昌，数年未归。一则赴西省亲，二则寻觅良医，调治沉疴，遂辞母赴西，时年十九岁矣。路过泾阳换脚，闲游关帝庙，见廊下坐一道者，蓬头垢面，目如朗星，声如洪钟，问师曰："子有疾乎？"师曰："然。"又问曰："伤劳之症乎？"师曰："然。"道者曰："吾有灵应膏一方，能治子病，今传于子，然能治病，不能治命。世有金丹大道，聚气凝神，延年益寿，子急访之。"师叩拜受方而回寓，其方：生姜（四两）、茯神（三两）、神曲（二两）、朱砂（一两），晋枣肉调和为膏，随饮食随意服之。④

---

① 《藏外道书》第 8 册，第 582 页。
② 《藏外道书》第 8 册，第 582 页。
③ 《会心内集》，《藏外道书》第 8 册，第 660 页。
④ 《刘一明栖云笔记》，孙永乐评注，社会科学文献出版社 2011 年版，第 165 页。

刘一明到了巩昌省亲后服灵应膏月余，旧病顿去，精神如故。不幸的是他三月后复染瘟疫而卧床不起，后又做了一个神仙梦而醒后浑身发汗，疾病全消。文中继续写刘一明的思考，"神仙如此清闲快乐，我何必恋世情，自寻死地，一时三寸气断，枉来世间一回，有何实济？又忆泾阳道者之语，定非虚谬。于是一心慕道，访求高明。"① 这正如苏辙所云："多疾病，则学道宜，多忧患，则学佛宜。"中国人自古认为，以儒治国，以佛治心，以道治身。年轻时体弱多病而又恰逢道士赐药治愈的人生经历，加上他本身就在读吕祖黄粱一梦时对人生彻悟的慧根，因而使他走上了慕道修道的人生道路。

二　师授传承对其影响至关重要

老师的教授及点拨，对于刘一明的丹道哲学思想有着极其重要的影响。刘一明在《修真九要》中将访求真师作为修道的第三要，足见其重要性。对于刘一明影响最大的两位老师就是龛谷老人和仙留丈人。对于这两位老师教授点拨的过程，刘一明在《悟道录》中有明确的记载：

> 后游金城，闻有龛谷老人者，服儒服，冠儒冠，举止异常，人莫能测。即往叩谒，观其行藏高超，与众不同。及听言谭，俱皆义理。余虽不知身分深浅，确识其真高人也。机缘相投，得入正门，又嘱先尽人事。遵命归里，奉亲之暇，静玩诸家丹经，或明或暗，不能一以贯通，即知还有秘密。于是北游燕京，南穿河南，秦晋郡邑，无处不到，所遇缁黄，皆未能决我所疑。后抵汉南，得遇仙留丈人，打开宝藏，拈出珠玉，一一指示。

---

① 《刘一明栖云笔记》，孙永乐评注，社会科学文献出版社 2011 年版，第 165 页。

十三年所抱疑团，于此打为粉碎矣！方知大道必要真传，性命还须双修，非同旁门曲径、着空执相之事也。①

　　龛谷老人出入于三教，在修道的义理上引领刘一明"得入正门"，但是道书本身晦涩艰深，具体操作过程中还是有不能贯通的秘密，所幸访求到仙留丈人后"一一指示""打为粉碎"，从此修得真法，性命双修，形神俱妙。关于两位老师的具体情况，刘一明在著作中虽有描述，但是不是很详尽。通过《金县志》我们知道，龛谷老人，俗姓樊，广东人，居住在榆中的龛谷峡，有时儒服，有时道冠，和光同尘，神秘莫测。多次说："圣贤心法妙义。俱在言外。"又说："药自外来，丹由内结，先天之气自虚无中来，尔当极深研几，细心穷理。"后来东游至陕西，在凤翔仙逝。《修真后辨》中提到了仙留丈人的事迹，"若我仙留老师，初在蜀川参学，来往于白石归清之间，十有余年，未得究竟。后到汉南，以师红沟道人。其志愈坚，其行愈苦，八九年间，总无会心处，后游甘肃皋兰阿干镇，得逢余丈人，机缘相投，始明大道。"② 仅仅依靠经书很难完全掌握修道奥秘，关键处仍需名师点拨，才能打通生死，实现修道过程的本质性飞跃和非线性变迁，取得成功。

三　当时的社会历史背景和思想文化背景是刘一明丹道哲学思想形成的重要条件

　　马克思说，任何思想都是时代精神的精华，我们只能在时代的

---

① 《悟道录》，《藏外道书》第 8 册，第 583 页。
② 《修真后辨》，《藏外道书》第 8 册，第 517 页。

大背景下和前人创造的基础上开拓创新，不断进取。离开了社会历史背景和思想文化背景，我们的思想创造就如同无源之水，无本之木。

道教在金元时期涌现出了许多新教派和教团，各家各派百花齐放，各自阐释教义教规，一时极为繁盛。但是自从明清以来，封建专制有愈发强化之趋势，为了进一步加强中央集权，明清统治者大多都对包括道教在内的宗教采取了利用与检束并用的管理策略。就历史大趋势而言，明代中叶资本主义经济开始萌芽，中国传统的封建文化在总体上走向了没落阶段。与此同时，产生并长期依附于封建制度的道教也进入了其发展的没落阶段。而且道教在发展的过程中本身就有很强的封建性和保守性，在社会经济政治文化发生重大变化的情况下，不能紧紧抓住社会文化需求改变的重大契机进行系统的理论创新和宗教革命，教义教规以及理论创新多是细枝末节的缝缝补补，所以刘一明所在的清代乾嘉年间道教整体的社会影响力自然而然是一落千丈，极其衰微。

清王朝自从创始者努尔哈赤开始，就一直继承中国历代以来的皇朝传统，始终认为"君治"胜于"神治"，把宗教看作控制思想文化的重要工具，但是从来不把宗教看作治国的思想依据，始终能够把宗教置于世俗政权的控制之下，而不是像它的前朝明朝那样，在很长一段时间内皇帝过分崇道而祸国殃民。例如，清太祖努尔哈赤曾说："人皆称仙佛之善，然仙佛虽善而居心不善者，不能为也。必勤修善行，始能与之相合。人君奉天理国，修明政教，克宽克仁，举世享太平之福，则一人有道，万国数宁，胜于仙佛多矣。"[①]

顺治在十三年（1658）谕礼部曰："儒、释、道三教并垂，皆使人为善去恶，反邪归正，遵王法而免祸患。"也就是说完全靠佛道和

---

① 程贤敏：《清〈圣训〉西南民族史料》，四川大学出版社 1988 年版，第 1 页。

道德自觉来治国是靠不住的，治国还是要靠君主的励精图治，这不能不说是一种比较清醒理智的见解，由于各个朝代大都有遵祖训的传统，因而努尔哈赤的这种"君治"胜于"神治"的看法就为清代诸帝的宗教政策定下了基本的基调。有时候他们也能看到宗教有好的一面，顺治在十三年（1658）谕礼部曰："儒、释、道三教并垂，皆使人为善去恶，反邪归正，遵王法而免祸患。"雍正在九年（1731）谕旨曰："释氏之明心见性，道家之炼气凝神，亦于吾儒之存心养气之旨不悖，且其教皆主与劝人为善，戒人为恶亦有补于治化。道家所用经箓符章能祈雨祈晴，治病驱邪其济人利物之功验人所共知，其来久矣。"[1] 雍正把道教的作用概括为治病驱邪、祈祷禳解等护理上。乾隆二年（1737）下谕旨曰："彼僧道亦不过营生之一术耳，穷老孤独，多赖以存活，其戒恶劝善化导愚顽，并不无小补。"雍正能看到道教"有补于治化"，乾隆有时也承认道教"不无小补"，因而也允许包括道教在内的各种宗教在不违背社会稳定的前提下"各行其道"，清初诸帝总体上采取扶植、利用与限制、管理相结合的宗教基本治理政策。而包含着对于各种宗教的理解和尊重的"各行其道"的看法，正是康熙提出来的，他说："休息兵戎，令宇内生平，始云道法。若以护法为辞，必生衅端……今天下太平之时，唯令各行其道，若强之使合，断不可行。"[2] 康熙既能够考虑到国家政治安定，也能够尊重各族宗教信仰，绝不靠武力强行迫使信徒改变宗教信仰。

但是，清帝能够认识到"各行其道"，并不意味着他们就能够对各种宗教做到一视同仁的完全平等对待。乾隆二年（1737），乾隆帝在面对有人提议要禁绝佛道时说道："夫释道原为异端，然诵读经书

---

① 刘锦藻：《清朝续文献通考》，浙江古籍出版社 2000 年版，第 8493 页。

② 吴忠礼、杨新才主编：《清实录穆斯林资料辑录》，宁夏人民出版社 1986 年版，第 19—20 页。

而罔顾行检者，其得罪圣贤，视异端为尤甚。且如星象、杂流及回回、天主等教，国家功令原未尝概行禁绝，彼为僧为道，亦不过营生之一术耳。"① 只是认为佛道是一种谋生的手段而已，对于维护国家统治很难说就有比儒家突出的作用。清朝总体是信奉喇嘛教，对于佛道二教是既拉拢又检束管制，打压民间宗教。

清朝在刚入关时曾经把佛道二教作为极力争取的重要社会势力之一，但是在政权稳固之后就开始对包括道教在内的各教管理趋严。康熙二十二年（1683），谕礼部："一切僧道，原不可过于优崇。若一时优崇，日后渐加纵肆，或别致妄为，尔等识之。"怕对于僧道政策过宽导致日后失控难管。清代乾嘉时期皇帝在治理佛道教时，大致采用比较相同的方针政策，在官方文件中也是多以佛道并举。后期检束政策大致是首先限制新建寺庙。康熙五十年（1711）谕旨认为新建寺庙不但"多占据百姓田庐"，而且"既成之后，愚民又为僧道日用纠集银钱，购买田地给予，以致民田减少"，还有"游民充为僧道，藏匿逃亡罪犯，行事不法，实扰乱地方"，故"其创造增造永行禁止"。② 乾隆也是命令："特谕止（只）许修葺。"③ 其次是控制度牒发放。为了控制僧道的数量，也为了整顿僧道，清朝主要实行无偿给予度牒，但是严禁私自发给度牒，并对出家者的身份和条件作了明确的规定：户不满三丁者不得出家；不许逃犯罪徒剃发为僧；冒名领度牒者从重治罪；私发度牒，私创寺庙者从重治罪。顺治二年（1645）谕旨曰："凡寺观若干，僧道若干，各令主持详询籍贯、具结，投僧道官加具总结。"如果违背，则"事发罪坐经管官"。顺治六年（1649）规定每人纳银四两才能发给度牒。乾隆四年

---

① 吴忠礼、杨新才主编：《清实录穆斯林资料辑录》，宁夏人民出版社1986年版，第53—54页。

② 刘锦藻：《清朝续文献通考》，浙江古籍出版社2000年版，第8488页。

③ 刘锦藻：《清朝续文献通考》，浙江古籍出版社2000年版，第8489页。

（1739）规定不再扩大发给度牒，只能师徒传授。再次是限制僧道数量。康熙四年（1665）"提准本户不及三丁及十六岁以上不许出家，违例者治罪。僧道官及主持知而不举，一并治罪"。① 乾隆在谕旨中夸赞士农工商辛劳对于国家和社会有益的同时给予僧道以严厉的批评："一夫不耕，或受之饥，一女不织，或受之寒，多一僧道即少一农民。乃若辈不惟不耕而食，且食必精良；不惟不织布而衣，且衣必细美，室庐器用玩好，百物争取华靡。计上农夫三人肉袒深耕尚不足以给僧道一人，不亦悖乎！朕于二氏之学皆洞悉其源，今降此旨并非博不尚佛老之名也。盖见今之学佛人岂特如佛祖者无有，即如近代高僧能外形骸清净，超悟者亦稀；今之道士，岂特如老庄者无有，即如前世山泽之癯能凝神气怡养寿命者亦稀。然苟能遵守戒律，焚修于山林寂寞之区，布衣粗食，独善其身，于民无害也。今则不事作业，甘食美衣，十百为群，农工商贾终岁竭蹶以奉之而荡检瑜闲，于其师之说，亦毫不能守，是不独在国家为游民，即绳之以佛老之说亦为败类，而可听其耗民财溷民俗乎。"② 乾隆批判了僧道的寄生性质并批评他们不修佛老之道占用农夫资财，甚至一度提出要让"火居道士"等还俗，后由于群臣反对而作罢。

　　但是具体到道教上，还是有不同治理政策。由于"满清贵族素无道教信仰"③，由于警惕汉人造反故从内心排斥道教，因而一直以来对于道教态度都较为冷淡。顺治虽然也给正一真人一品印，但也说"务使异端方术不得惑乱愚民"。康熙十九年（1680）第五十四代天师张继宗入觐，由于祈雨有应而令其承袭天师封号。雍正在八年（1730）得病，对于白云观道士贾士芳"觉其邪妄立时诛之"，天师道法官娄近垣驱邪治病有应，故赐以四品龙虎山提点，供奉内

---

① 刘锦藻：《清朝续文献通考》，浙江古籍出版社 2000 年版，第 8487 页。
② 刘锦藻：《清朝续文献通考》，浙江古籍出版社 2000 年版，第 8488 页。
③ 任继愈：《中国道教史》下卷，上海人民出版社 1990 年版，834 页。

廷钦安殿住持，后又封为"妙应真人"，升为三品，这可能与驱邪治病应验有关，也是清帝中对道士最为优崇之人了。

当然，为了维护统治一般会笼络、利用和限制道教上层人士。这特别表现在清初江山尚未统一或者尚未稳固之时，顺治六年（1649）敕命第五十二代天师张应京执掌道教，二年后加封为正一嗣教大真人，给一品印，给予道教领袖一品印极显笼络之能事，但同时不忘重申"申饬教规遵循正道"。顺治十三年（1656）封全真道中兴高道王常月为"国师"。赐紫衣，令三次开坛传戒。康熙数度接见第五十四代天师张继宗并厚赐奖赏。雍正厚待天师和龙虎山，大量拨款修葺龙虎山大上清宫，故被看作"清朝诸帝中保护道教最力者"。[①] 康熙加封王常月为"抱一高士"。雍正封张伯端为"大慈圆通禅仙紫阳真人"，乾隆在三十年（1765）拨款修葺龙门派祖庭白云观并行幸瞻礼，五十三年（1788）又行幸白云观并为丘祖亲书楹联"万古长生，不用餐霞求秘诀；一言止杀，始知济世有奇功"。利用神权维护和扩大其统治的同时，对于道教进行极为严格的检束限制。乾隆四年（1739）禁止天师派员到外地开坛传度受箓，"一经发觉，将法员治罪，该真人一并议处"[②]。乾隆五年（1740），规定嗣后正一真人不许入朝臣班行，乾隆十二年（1747）张天师被降为五品不能参加朝廷招待臣下的宴会，乾隆元年还勒令龙虎山之外的火居道士还俗，从此道教的地位和影响就越来越低了。

刘一明一生历经雍正、乾隆、嘉庆、道光四朝，其丹道哲学思想是在内丹学整体发展的大背景下形成的，其中作为宗教理论，虽有刘一明的亲证与体验，但其思想作为内丹学历史发展的一个环节，有其深刻而源远流长的思想渊源。追溯其思想背景，有助于我们厘

---

① 任继愈：《中国道教史》下卷，上海人民出版社1990年版，第836页。
② 刘锦藻：《清朝续文献通考》，浙江古籍出版社2000年版，第8494页。

清刘一明内丹修炼为主的丹道哲学养生思想的来龙去脉及其传承影响。

肇始于唐末五代，兴起于金元的道教内丹学，到了明清，道教虽受利用与检束并用政策的压制，其社会影响力日渐式微，但其教派教团的发展和教义教理的融合却得到了加强，至刘一明的时代，内丹学已出现了东、西、南、北、中五派。

金丹派南宗由紫阳真人张伯端创立。张伯端继承钟吕、陈抟的丹法思想，并将其与老子清静无为的思想、禅宗明心见性的思想和理学正心诚意的思想融为一体，以阐述"达本明性之道"，形成了性命双修先命后性的独特修炼思想。张伯端著有"可与《参同契》并传不朽"的内丹学经典《悟真篇》，另有《青华秘文》《金丹西百字》等。张伯端宣称："命之不存，性将焉附？"因而主张先命后性的炼养次序，至元代其教徒归并北宗，思想南北渐趋融合。

北宗由金元时期的王重阳（王喆）创立。北派全真道继承钟吕丹法，兼摄儒佛，创立了性命双修，先性后命，外修真行、内修真功的独特修炼体系。而全真道以丘处机、尹志平为首的龙门派又最为兴盛。到元代时，南北合流，这尤其体现在南派门人陈致虚的《金丹大要》一书中。

中派由元代李道纯创立。李道纯本为南宗白玉蟾门人王金蟾弟子，南北合流并入北宗后，大力调和两派思想。著有《中和集》《三天易髓》。以"中"这一概念来统一三教，"不思善，不思恶……哪个是自己本来面目？"是禅宗之"中"；"喜怒哀乐未发谓之中"是儒家之中；而内丹之玄关即是道教之中。至清代有黄元吉著《乐育堂语录》承其思想。

东派丹法由明代的陆西星创立。著有《方壶外史》等，讲求男女双修之术。东派后有傅金铨著《性天正鹄》强调心性在修道中的重要性。而清代雍正年间四川乐山人李涵虚以陆西星的后学自居，吸收东派，著《九层炼心》等，创立了丹法中的西派。

清代道教在官方检束与利用并用的政策下在官方影响减小，但是在民间的力量仍然不容小看，据康熙六年（1667）的统计，当时全国道士有二万一千二百八十六人，道僧比率比宋元时期增长了一倍多①。全真道龙门派还迎来了中兴局面，龙门派几乎是全真道的代名词，以至于当时有"临济、龙门半天下"之说。东西南北中几派经元明至清演绎变迁，大浪淘沙，后来就只有全真道龙门派一枝独秀于天下了。龙门派在清初由第七代律师王常月"中兴"，势力大增。王常月著《龙门心法》（又称《碧苑坛经》），融摄三教，强调持戒、修性、转虚。龙门派第八代弟子明末伍冲虚（1573—1640）著《天仙正理直论》和《仙佛合宗》，清初柳华阳（1736—?）著《金仙论证》和《慧命经》，二人创立了以炼精化气、炼气化神、炼神还虚为修炼次第的伍柳派，影响深远，广为流传。

刘一明正是在这样一个丹法思想纷呈、龙门派中兴的思想背景和时代背景下，结合其亲身体悟修炼建构了一个融摄三教，兼顾南北几派，以宇宙论、生命观、修炼思想为主体的庞大的内丹修炼思想体系。通过丹道修炼，在精神境界的升华中，去实现生命的自由状态，而这正是我们要探索的刘一明丹道哲学的主题。

---

① 任继愈：《中国道教史》下卷，上海人民出版社1990年版，838页。

第二章

刘一明的丹道养生哲学思想

    南怀瑾先生曾形象地把儒家比喻为粮店，把道家比喻为药店。他说，人不能不食五谷，但也不能百病不生。这就生动地说明了道家道教在维护身心和谐和养生延命方面的重大意义。所谓养生，又称摄生。"摄生"一词最早源于老子《道德经》，老子在第五十章讲道："盖闻善摄生者，陆行不与兕虎，入军不披甲兵。"河上公注释时，说："摄，养也。"而《说文·食部》的解释是："养，供养也。"《周礼·天官·疾医》有"以五味五谷养其病"的思想，郑玄注道："养，犹治也。"[①]《庄子·养生主》讲道："吾闻庖丁之言，得养生焉。"陈玄英注解道："遂悟养生之道也。"综上所述，养生的基本含义就是调养身心，以期健康长寿。詹石窗教授在《道教文化十五讲》一书中，把养生分为广义和狭义两种，广义的道教养生包含于广义的道教医学中，狭义的道教养生指在中华土地上产生的具有特殊文化内涵的身心护养活动和理论方法。[②]当然，本书着重考察刘一明的养生哲学理论和方法，而不过多涉及具体实践活动。

    刘一明本为全真道龙门派第十一代弟子，这就决定了性命双修先性后命思想在其学说中的主体地位。所谓"性"指以神经中枢为

---

① 盖建民：《〈服气精义论〉道教医学养生思想略析》，《道学研究》第 1 期，第 70 页。
② 詹石窗：《道教文化十五讲》，北京大学出版社 2003 年版，第 209—210 页。

中心的精神调控能力；"命"指身体的持护及健康。刘一明所在的北派讲三分命功，七分性学。因而本书所阐释的刘一明的内丹养生思想，不仅注重身体的健康维护，更注重精神调控能力的修炼和以心理变化生理的能力，这既是刘一明养生思想的特色，也是本书所用"养生"一词的指向所在。

下面拟从本体论、认识论、方法论、过程论和效果论几个角度切入，对刘一明兼融儒释，综贯南北，整合各家各派的丰富的丹道养生哲学思想作以阐释，以就教于大方之家。

第一节　养生本体论

本体论是"ontology"一词的翻译，泛指研究一切实在的最终本性的理论。这里是借用，指道教内丹炼养中之最终实施对象或炼丹所依赖的基础。由于内丹养生是借用外丹术语，以人身为鼎炉，故内丹修炼是以包含身体（大致相当于命）和精神（大致相当于性）两个方面的人为中心展开的。确切地说，内丹养生是以人体中的精气神等元素作为本源实施由有限到无限，由此岸到彼岸的最终超越。一个内丹学家要使其理论体系得以成立，就必须说明人的构成和生死变化的过程，但人只是天地万物中的一部分，是自然界的一部分，天人是一体的，要探索就必须把人放在一个自然界和宇宙的广阔背景中论述。也就是说，人体的精气神是养生的直接本体，而宇宙及自然天地是其间接本体。具体于刘一明来说，先后天精气神与先后天性命是其养生思想的最终本体，但作为清代中叶有创造性的自成体系的内丹学理论家，刘一明建构了一个道、先天真一之气及先天阴阳五行、后天万物三个层次的先后天截然划分、真假对立的二重化世界体系。为了方便理解，我们必须先了解刘一明所建构的世界观或宇宙观。

　　老子在《道德经》中把"道"作为天地万物的总根源，以后道教各宗各派吸收了"道"本体思想，使其宗教实践活动有了浓厚的哲学基础。老子说道："有物混成，先天地生。寂兮廖兮，独立而不改，周行而不殆，可以为天下母。吾不知其名，字之曰道，强为之名曰大。"① 是老子第一次确立了"道"是天地万物产生的总根源和遵循的总法则，张岱年说："认天为一切之最高主宰的观念，为老子所打破……老子却作了一次彻底的思想革命。老子说'有物混成，先天地生。'最根本的乃是道，道才是最先的。"② 后来各个朝代各家各宗，基本都继承了老子的道本体论，虽然他们也因为各个时代的思想潮流的不同而赋予了道以新的意义。具体而言，在早期的道教之中将道看作是最高主神，后来认为是宇宙本原本体，到了对刘一明影响较大的宋明时期，由于受到了宋明理学特别是陆王心学和佛教禅宗明心见性等思想方法和潮流的影响，刘一明作为道门中人，既认为道是宇宙乃至天地万物的总根源，又认为修道成仙最终皈依的目标是虚无大道，还为道赋予了心性本真的丰富含义。刘一明博采各家各宗，融摄儒佛思想理念中的精华，但作为一个虔诚的追求性命大道的道教徒，他的思想核心仍然是道教。他说道："大道无形，生育天地；大道无名，长养万物。无形无名，自然至静之道。"③ 刘一明将道教各宗及儒、释、道三家所追求的最高超越目标大致对等起来，把道看成与无极、太极、天理、良知、本心、虚无之性、真如实相同义互用的范畴。例如，由于受到宋明理学的影响较深，刘一明有时把"道"看作与"理"具有相同意义的范畴，他说：

---

① 陈鼓应：《老子今译今注》，商务印书馆 2007 年版，第 169 页。
② 陈鼓应：《老子今译今注》，商务印书馆 2007 年版，第 169 页。
③ 《阴符经注》下篇，（清）刘一明《道书十二种》，羽者、祁威、于志坚点校，书目文献出版社 1996 年版，第 454 页。

　　夫理即道也，道即理也。阴阳之道即性命之道。此理此道，位天地而育万物，其大无外，其小无内，先天而天弗违，后天而奉天时，最幽最深，至精至细。知之者，成圣成仙成佛。迷之者，为人为物为鬼。①

　　除了受宋明理学影响把"道"与"理"打通之外，刘一明还深受佛教禅宗明心见性和陆王心学等思想潮流的影响，从心性论的意义上来论述他对于"道"的更加广泛超越的理解，在《周易阐真》中他讲道："但此心非肉团之顽心，乃天地之心。……因其此心为天地之根，为性命之源。"②

　　又如，刘一明还认为"道"除了具有老子《道德经》中提到的本体意义之外，还将其与"无极"同义互用。《周易阐真》明确讲道：

　　　　五行不到，四大不着，所谓元牝之门者是也。无方所，无定位，疑之则失，议之则非，不可以言传，不可以笔肖。开阖有时，动静自如，不偏不倚，至虚至灵，强而名之太极是也。③

　　这些论述，盖多出自老子的《道德经》和周敦颐的《太极图说》，已成为道教通识公认的一般本体理论了。相同的论述在刘一明的著述中还有很多，如他在《修真辨难》中讲道：

　　　　夫道之为道，广大无际，高深莫测；至无而含至有，至虚而含至实；无形而能生有形，无象而能生象；包罗天地，退迁

————————

① 《修真辨难》，《藏外道书》第 8 册，第 467 页。
② 《周易阐真》，《藏外道书》第 8 册，第 9 页。
③ 《周易阐真》，《藏外道书》第 8 册，第 9 页。

日月，运行四时，养育人物①。

　　刘一明认为，"道"是本源性的存在，绝对的本体存在，但是其属性就整体而言是超越的、超验的，甚至带有某种神秘主义的宗教属性，例如他说道的特点是"至无""至虚""无形""无象""无方所""无定位""无名""广大无际"，等等。我们要依靠经验世界的能力是把握不到"道"的，"不可以言传""不可以笔肖""高深莫测"，极言其超越超验，神秘莫测。同样的看法在《阴符经注》中也有论述：

　　　　大道无形，生育天地，大道无名，自然至静之道，然静者动之基，静极而动，天地万物即于此而生焉。②

　　这与老子在《道德经》中"恍兮惚兮""窈兮冥兮"的描述如出一辙。把世界的本原本体看作无形无象，已经不仅仅是道教各家各派之共识，而且是儒释道三教之共同之看法。著名哲学家张岱年说道："以本根为无形或形而上者，乃是中国思想之共同特征。"③张先生所说的本根，在西哲的语言中就是本体的意思。
　　熟知中国哲学和文化传统的人知道，如果仅仅以以上言论而以为"道"是不存在的，那就大错特错了。从老子开始的各家各派，都认为道是根源性的存在，是天地万物创生的本源，是无限存在的绝对之物。"至精至细""至无而含至有""至虚而含至实"这是刘一明的看法，同时道生万物，虽然"无形"却"能生有形"，虽然"无象"却"能生象"，还能"包罗天地，退迁日月，运行四时，养

① 《修真辨难》，《藏外道书》第8册，第467页。
② 《阴符经注》，《藏外道书》第8册，第414页。
③ 张岱年：《中国哲学大纲》，江苏教育出版社2005年版，第12页。

育人物"，这与老子"道生一，一生二，而生三，三生万物"和"天下万物生于有，有生于无""其中有象""其中有物""其中有精""其精甚真，其中有信"① 一脉相承，异曲同工。

刘一明哲学的最大特色就是在道与天地万物之间设立了一个"先天真一之气"的中介。"先天真一之气"在上阳子陈致虚《金丹九要》中频频出现，刘一明吸收后把它提到了理论体系的核心地位。② 老子最先在道与万物之间设立了中介，他说："道生一，一生二，二生三，三生万物。"(《道德经》第十四章)；庄子在《知北游》中把"气"看成组成天地万物的主要成分，他说："人之生，气之聚也。聚则为生，散则为死。"后来道教中以气作为道与天地万物中介的思想比比皆是。如陶弘景在《真诰·甄命授》中说："道者混然，是生元气，元气成，然后有太极。"③ 那么，刘一明"先天真一之气"究竟是什么含义呢？他说：

缘督子曰："先天之气自虚无中来。"悟真云："道自虚无生一气，便从一气产阴阳。"道光云："有物先天地，无名本寂寥，能为万象主，不逐四时凋。"此皆言先天之气，为生物之祖气，乃自虚无中来，为万象之主，天地之宗。无形无象，无声无臭，视之不见，听之不闻，搏之不得。然虽无形而能生形，无象而能生象。……先天真一之气，是生物之祖气，是鸿蒙未判之始气，是混沌初分之灵根。……夫先天真一之气，是混元祖气，生天生地生人物。其大无外，其小无内，动静如一，阴

---

① 陈鼓应：《老子今译今注》，商务印书馆 2007 年版，第 156 页。
② 刘宁：《刘一明修道思想研究》，巴蜀书社 2001 年版，第 278 页。
③ 《道藏》第 20 册，文物出版社、上海书店、天津古籍出版社 1988 年版，第 516 页，三家本。

阳混成。在先天而生乎阴阳；在后天而藏乎阴阳。①

他又讲道："此气非色非空，无形无象，不可以知知，不可以识识，不可形容。"②

综上所述，可知刘一明所讲的"先天真一之气"源于道，既非道又非物，非有非无，亦有亦无，非色非空，无形无象，却"至虚而含至实，至无而含至有"，具有无限生命活力，能化生万物。它创生了一切先后天精神、物质的存在。正是利用"先天真一之气"的中介核心作用，刘一明以"无极→太极→阴阳五行→万物"的宇宙演化程序融摄了"道生一，一生二，二生三，三生万物"与"虚化神、神化气、气化精、精生形"——对应的宇宙生化模式，调和了二者的矛盾，建立了一个庞大丰富的哲学体系。那么，刘一明是如何巧妙利用"先天真一之气"建构他的宇宙生化模式的呢？他说：

> 虚无中既有一点生机在内，是太极含一气，一自虚无兆质矣。一气即兆质，不能无动静。动为阳，静为阴，是动静生于一气。两仪因此一气开根也。既在动静，动极而静，静极而动，性情精神于此而寓之，是两仪生四象，四象不离二体也，既有性情精神之四象，四象各有动静，是四象生八卦矣。八卦互相生克，递为子孙，六十四卦于此而生。万象变动于此而出矣。③

由此可见，道或先天真一之气演生了两仪即先天阴阳，四象即先天金水木火，在人为先天性情精神，还有先天八卦。刘一明又生

---

① 《修真后辨》，《藏外道书》第 8 册，第 496—497 页。
② 《百字碑注》，《藏外道书》第 8 册，第 436 页。
③ 《周易阐真》，《藏外道书》第 8 册，第 17 页。

动地讲述了先天三宝和先天五行的生化过程：

> 一气运动，阴而阳，阳而阴，如草木之生，始而地中生一
> 芽，是自虚无生一气也。既而又出地开两瓣，是以一气产阴阳
> 也。又既而两瓣中抽一茎，是阴阳再合成三体也。①

这里比喻说理，形象之极。地指虚无大道；芽指先天真一之气，
即元气；两瓣指先天阴阳，即元神元精。元气在五行中属土，加上
金水木火，先天五行生矣。在人则为先天性情精气神五元。由此可
见，两仪加元气即成三宝，四象加上土即成五行。至于先天阴阳五
行八卦如何化生出后天阴阳五行八卦，刘一明一带而过。这就是刘
一明建构的先后天截然对立，调和各家各派的二重化世界观。

冯友兰先生在《中国哲学史》中讲道："中国哲学家，又以特
别注重人事之故，对宇宙论之研究，亦甚简略。……不过因为中国
哲学家注重'内圣'之道，故所讲修养方法，极为详尽。"②冯先生
的高论正可以说明刘一明穷心竭力构造其宇宙论的最终目的是"醉
翁之意不在酒"，在乎"修养方法"，即在于如何以精气神为原料实
现成仙之道，安顿身心，实现超越。虽然早在《太平经》中就提出
了"爱气尊神重精"的养生原则，但刘一明的二重化世界观决定了
他把精气神亦截然划分为先天精气神与后天精气神。刘一明的先天
精气神究竟有什么不同？他说：

> 紫清翁云："其精不是交感精，乃是玉皇口中涎；其气即非
> 呼吸气，乃知却是太素烟；其神即非思虑神，可与原始相比肩。

---

① 《悟道录》，《藏外道书》第 8 册，第 594 页。
② 冯友兰：《中国哲学史》上册，华东师范大学出版社 2000 年版，第 8 页。

是即所谓元精元气元神也。"精气神而曰元，是本来之物。人未
有此身，先有此物，而后无形生形，无质生质，乃从父母未交
之时而来者。方交之间，父精未施，母血未包，情合意投，其
中杳冥有物，隔碍潜通，混而为一。氤氲不散，既而精泄血受，
精血相融，包此一点之真，变化成形，已有精气神寓于形内。
虽名为三，其实是一。一者混元之义，三者分灵之谓；一是体，
三是用。盖混元之体，纯一不杂为精，融通血脉为气，虚灵活
动为神。三而一，一而三。所谓上药三品者用也。所谓具足圆
成者体也。①

　　刘一明在这里明确提出了先天精气神是元精元气元神，不同于
一般内丹家，特别是先命后性的南宗的精气神，并指出了其来源即
是"一点之真"的先天真一之气，其关系是体用关系；他还指出了
其在养生上的巨大作用："纯一不杂为精，融通血脉为气，虚灵活
动为神。"关于元精元气元神在养生和修道中的巨大功用，刘一明进一
步讲道：

　　　　……惟此元精如珠如露，纯粹不杂，滋润百骸；元气如烟
如雾，贯穿百脉；元神至灵至圣，主宰万事。知之可以延年益
寿，长生不老。学者若能识得此三药，则修道有望。②
　　　　人身之元精、元气、元神即性命之源也。元精不亏则形全，
元气不伤则命坚，元神不伤则性明。形全命坚性明，则万物不
能移，造化不能移，性命在我不由天。③

---

① 《修真后辨》，《藏外道书》第 8 册，第 495 页。
② 《修真后辨》，《藏外道书》第 8 册，第 495 页。
③ 《悟道录》上卷，《藏外道书》第 8 册，第 591 页。

由此可知，先天精气神对于脏腑百骸的滋润，对于气血经络的畅通，对于人体意识的主宰都不可或缺，既可凭此养生延年，又可假此三药修炼金丹大道，成圣成仙。刘一明在此还发挥了道教自《西升经》提出并一贯高扬的生命自主精神，强调"性命在我不由天"，充分突出了在"形全命坚性明"的养生活动中个体的主观能动性，而不是"死生有命，富贵在天"的消极被动。他把先天精气神看成维系生命的内在因素，"气足、神全，根本坚固，基址稳妥，久而不衰，延年益寿"。① 他还生动地比喻道："木根深则叶自茂，水源远则流自长。"② 充分说明先天精气神是生命的根源，也是养生活动的基础。

精气神不仅独立发挥作用，而且它们三者连为一体，具有整体大于部分之和的功效。刘一明比喻道："风筝能以飞腾上空者，人用线索以提牵之也。……人身如傀儡风筝，死物也；神如人也，气如线索也。神运气而一身活泼，能动能静，如人用线索提牵傀儡风筝也。神运气，气运身，所以能行能止，能言能语，以神御气，以气养神，神气混合，恍惚杳冥之中，有物有精，甚精甚真，采而服之，变化无穷。"③ 他把神比喻成人，人身比例为风筝，气比喻为线索。显然，神在此三者具有决定性的作用，"以神御气，以气养神"，神气配合，才能养成纯精真身，才能真正修炼出可"采而服之""变化无穷"的金丹。他进一步讲道："人能自卑自下，柔弱补诚，不耗气而常养气，则气足；人能无思无虑，寡欲少谋，不劳神而常存神，则神全。"④ 神即精神意识，他突出了精神意识的自我调控在养生活动中的核心枢纽作用，是对养生实践活动的一大贡献。

---

① 《悟道录》上卷，《藏外道书》第8册，第610页。
② 《悟道录》上卷，《藏外道书》第8册，第611页。
③ 《悟道录》上卷，《藏外道书》第8册，第600页。
④ 《悟道录》上卷，《藏外道书》第8册，第610页。

刘一明的二重化世界观表现在对应于先天精气神他还提出了后天精气神。对于后天精气神及其作用，刘一明指出：

> 后天之精，交感之精；后天之气，呼吸之气；后天之神，思虑之神。三物有形有象，生身以后之物。男女交媾，精血融合，结为胚胎。胎中只有元气，并无呼吸之气。及其十月胎完，脱出其胎，落地之时，哇的一声，纳受天地有形之气，入于丹田，与元气相和，从此气自口鼻出入，外接天地之气以为气，此呼吸之气也。后天之神，亦于此而生，此神乃历劫轮回之识神，生时先来，死时先去；转人转兽是这个；为善为恶是这个；生来死去亦是这个；出此入彼移旧住新，无不是这个。当落地哇的一声，即此神入窍之时也。……所谓交感精者，因有交有感而有精，不交不感即无精。……当阳极生阴，不但精从此有，即思虑之神，从此而发。呼吸之气，从此而暴。学者须要识得此三者，皆生身以后所有，而非生身以前之物。[①]

刘一明在这里交代了后天精气神分别是交感精、呼吸气、识神。而且，他更强调了先后天精气神的差异。在人生化时间上一个是人体本有，一个是产生于"哇"的一声出生之后；前者来源于"先天真一之气"，而后者中识神是人出生时寄附于人体的孤魂野鬼，呼吸气是元气与后天之气于丹田和合而成，交感精是"二八"之后体内精血所化。属性也相反，前者为阳为真，后者为阴为假，这样的本体构造就为刘一明后来金丹修炼中提出的"从后天入手，后天返先天"及"顺则成人，逆则成仙"的思想观点埋下了伏笔。

刘一明兼融并包，还吸收五行学说来说明生命历程及修炼过程。

---

① 《修真后辨》，《藏外道书》第 8 册，第 495—496 页。

他创造性地提出先天五元五德，后天五物五贼，将儒家的许多范畴，特别是宋明理学的许多思想予以吸收。至于五元五德及其与天干、五行的配合关系，刘一明讲道：

> 惟人也，秉天地阴阳五行之气而生身，身中即具此阴阳五行之气，但此五行有先天有后天，先天五行属阳，后天五行属阴，一三五七九，阳五行，先天也；二四六八十，阴五行，后天也。五元既具，五德即于此而寓之。五德者，仁义礼智信也。元神者，不神之神，其体圆通，发而为礼；元性者，不神之神，其体纯粹，发而为智；元精者，无精之精，其体柔慈，发而为仁；元情者，无情之情，其体刚烈，发而为义；元气者，无气之气，其体纯一，发而为信。五元者，五行之气；五德者，五行之性。①

刘一明把金木水火土五行与元情、元性、元精、元神、元气一一对应，并与义、仁、智、礼、信五德相配合，还与天干、河图术数等相结合。他还认为，五元统一于"先天真一之气"，五德统一于天地之心。可见刘一明是把儒家五常的道德规范先天化、本体化，这也是儒家正统地位影响和三教合一的结果。那么，相对于先天五元五德，刘一明的后天五物五贼所指者何？他说：

> 以后天而论，二为识神，属火，为丁火；四为鬼魄，属金，为辛金；六为浊精，属水，为癸水；八为游魂，属木，为乙木；十为妄意，属土，为己土。此五贼者，喜怒哀乐也。游魂主生，其性善，感则生喜；鬼魄主死，其性恶，感则生怒；识神至灵，

---

① 《周易阐真》，《藏外道书》第 8 册，第 8 页。

其性至贪，感则生乐；浊精至浍，其性痴，感则生哀；妄意至动，其性乱，感则生欲。①

显然，五物鬼魂、游魂、浊精、识神、妄意与怒、喜、哀、乐、欲五贼以及后天金木水火土一一对应。这种把"喜怒哀乐欲"人的正常七情六欲像大多数的宗教一样，必欲灭之而后快的思想，表明了其禁欲主义倾向。他把先天五元五德看成应追求的"法身"，"法身以仁义礼智信而全性情精神也"，而对于后天五物五贼则认为是"幻身"，"幻身以精神魂魄意而含喜怒哀乐欲也"。这与刘一明把后天色身看成是阴、是假，是实然的应修炼的，把先天看成是阳、是真，是应然的应返还的境界的整体思想是吻合的，刘一明不像道教一般的内丹养生家，重视呼吸吐纳、调息导引，他更重视先天的精神境界的升华。

我们不难看出，刘一明的养生思想是前后贯穿，环环相扣，自成体系的。他的养生思想是以其对宇宙世界的二重化架构为基础的。同时，他的养生思想的落脚点又在于人的生命、精神和灵魂的安置与超脱上，即在人而不在天。刘一明养生思想的本质的内在特征是与天人合一论相统一的。关于天人合一思想，孟子讲到"上下与天地同流"（《孟子·尽心上》），庄子讲到"天地与我并生，而万物与我为一"（《庄子·齐物论》），刘一明的天人合一论又打上了自己的烙印。刘一明的养生本体论的落脚点是天人合一论，其世界观或宇宙论与生命论所讨论的核心思想是论证了后天的天人关系不合理，先天的天人关系是合理的。他认为，现实中的天人关系是后天的天人相互分离的关系，而理想的天人关系是先天的天人合一，统一于共同根源道或先天真一之气的状态，是人未出生前宇宙未分化的混

---

① 《周易阐真》，《藏外道书》第8册，第8页。

沌状态，是人们应该追求和返回的。神仙的状态与先天胎儿的本真状态是一致的，同时，刘一明在养生本体论中向我们提出了养气、重精、御神并且三位一体、相互结合的养生思想。只有这样，才能全形、坚命、明性。并且要"以神御气"，"以气养神"，养气存神固精，实现生命的圆满。

第二节　养生认识论

认识论，是"epistemology"一词的翻译。原指研究人类认识的本质、来源及其发展规律的哲学理论。本文引用认识论是就其宽泛和基本的层面，泛指刘一明对于修道的意义、重点和难点的一些基本的认识和探索。就这个意义上而言，下文的养生方法论、过程论和效果论似应包含在此认识论的外延之内。而且，基于一般情况下认识论是以本体论为基础并与其统一的，因而刘一明的认识论也具有这种特点。但本文为了研究方便，以认识论统属刘一明对修道意义、难点和重点的探索；把刘一明对养生修道的宏观的基本原则和方法归属于方法论；把他修道炼丹的微观的具体操作步骤归属于过程论；而效果论则阐述刘一明所认为的修道的目标归属和种种果报。

作为龙门派的传人，刘一明以修道成仙作为人生的归宿和方向。但是，自利还要利他，自度还要度人。如何说服红尘中的男女皈依道教，修真成仙，自然要有根有据。刘一明从其建构的先后天二重化世界观体系出发，认为人一方面身上都有返回"道"或"先天真一之气"的根据，另一方面又身处后天世俗世界。后天世界生灭虚假，先天世界永恒超脱，人生就在于要勘破世事，弃假从真。

刘一明吸收了大量的佛教思想来说明人生是虚幻的。他说："人生在世，万般皆假，惟有性命是真。"① 人因衣食住行，妻子儿女而"百忧感其心，万事劳其形"②，直到最后"精神耗散，气血衰败"。③ 至于那些追求男欢女爱的享乐者，"以苦为乐，以害为快，有日油枯灯尽，髓竭人亡，虽欲不死，岂能之乎？"④ 至于荣华富贵，"临时荣贵莫恃，与无荣贵者同一泯灭，何贵乎荣贵"。⑤ 而身外之财，更是生不带来，死不带去，"三寸气断，万有皆空，此身亦不属我，何况于财，岂不愚哉"。⑥ 身外之物固应抛弃，就连我们的色身亦是"天地之委形，四大假合"。⑦ 故他认为"爱惜色身者，岂不假中又添其假乎"。⑧ 刘一明还专门作《恨六贼歌》来劝诫人们不要为眼、耳、鼻、舌、身、意等六根所误导。弃假从真、勘破世事在刘一明的《修真九要》中列为修道之第一件大事，他说："先将世事齐放下，后把道理细研精。是言世事皆假，性命最真，欲知其事，先弃其假也。何则？一认其假，则心为假役，一假无不假，与道日远，便不是自惜性命之人。不惜性命，悬虚不实，空过岁月，老死而已，何益于事。"⑨

既然如此，只有减少欲念，多多存神，便可延年益寿。要保本还阳，只有认真修炼。"修真之道，返还之道也。返者，我已去而又来之谓；还者，阳已失而复得之义，是于纯阴之内，而返还其本来真阳也。"⑩ 最后，"为功日增，阳气渐长，阴气渐消，长而又长，消

---

① 《通关文》，《藏外道书》第 8 册，第 211 页。
② 《通关文》，《藏外道书》第 8 册，第 211 页。
③ 《通关文》，《藏外道书》第 8 册，第 211 页。
④ 《通关文》，《藏外道书》第 8 册，第 210 页。
⑤ 《通关文》，《藏外道书》第 8 册，第 212 页。
⑥ 《通关文》，《藏外道书》第 8 册，第 214 页。
⑦ 《通关文》，《藏外道书》第 8 册，第 216 页。
⑧ 《通关文》，《藏外道书》第 8 册，第 216 页。
⑨ 《修真九要》，《藏外道书》第 8 册，第 528 页。
⑩ 《象言破疑》卷上，《藏外道书》第 8 册，第 177 页。

而又消"①"阴尽阳纯，则尽阳纯，则仙矣！"② 这里，他用阴阳观念来说明了修真成仙的道理。

刘一明结合自己修道实践，还专门著《神室八法》来说明修道的重点问题。我们知道，刘一明虽然处处强调性命双修，但又多次讲到圣人以心性立教，以心性修道的思想，因而修性在他的思想体系中更突出。南宗之祖张伯端认为："心为君，神为主，气为用，精从气，意为媒。"并进而提出了"心者，神之舍也，心者，众妙之理，而主宰万物"的观点，这对刘一明思想影响很大。所以重性轻命，主张从修心入手，是刘一明修道思想的一大特色。他把人心称为神室，为了修炼心性，刘一明"特以修道即所以修神室，神室完全，大道成就，永无渗漏，脱灾免祸，入于安然自在之境矣。若有知音志士于中寻出个孔窍，直下立定主意，收拾利器，勇猛精进，采取真材实料，依法修造，完成神室，安身立命，作宇宙间一个无事闲人，此愿之愿也！"③ 可见刘一明对于神室的基础作用确认无疑，并鼓励人们从修心入门。

神室八法是构成神室的材料，也是修心成道的八种方法。分别指"刚""柔""诚""信""和""静""虚""灵"。在讲到"刚"时他说："刚之一法，乃神室之梁柱。"而"柔"乃"神室之林材"；"诚"乃"神室之基址"；"信"乃"神室之椽瓦"；"和"乃"神室之门户"；"静"乃"神室之墙壁"；"虚"乃"神室之堂中"；而"灵"则是"神室之主人"。刘一明用生动的比喻说明了八法是构成神室之必不可少的部分。那么刘一明所认为的八法具体含义是什么？他认为"夫刚者，强也，健也，果断也，壮盛也，锐气也，利器

① 《象言破疑》卷上，《藏外道书》第 8 册，第 186 页。
② 《象言破疑》卷上，《藏外道书》第 8 册，第 186 页。
③ （清）刘一明：《道书十二种·神室八法序》，羽者、祁威、于志坚点校，书目文献出版社 1996 年版，第 385 页。

也。"可见刚指决定和志向；"夫柔之为义，顺也，弱也，克己也，自屈也，自退也，自卑也，无我也，有人也，无妄也，淳朴也，老实也。"诚则是"醇厚也，专一也，老实也，无欺也，不隐也，不瞒也。"信的含义指"中孚也，无惑也，不易也，见真也，有主也。"和则指"通也，顺也，从容也，徐缓也。"静则指寂然不动、无念无欲；虚的意义在于空无宽大、无形无色；灵则指真灵真性，纵横自在，随机应变，逍遥自如。如此看来，刘一明所赋予的八法有自己独特的含义。不仅如此，他还对如何具体运用这八法修炼心性，一一作出了说明。例如谈到"柔"时他说："怎晓得石崇富豪，草上之霜；韩信功勋，镜中之花。倒不如范蠡归湖，勇于自退；留侯入山，早已知畿。此柔道之所以贵也。"修炼柔道只是一个顺字，渐次用功，即可修成。就八法的渊源看，"刚""柔""诚""信""和"来源于儒家，而"静""虚""灵"则源自道家。

虽然刘一明讲了很多如何修真炼丹之法的理论，但法门众多，"傍门三千六百，丹法七十二品"，而且心性修炼，玄之又玄，若没有名师指点，则难以豁然贯通。他自己在修炼的关节点上就先后得到了龛谷老人和仙留丈人的指点。"悟元初遇龛谷老人，示以修真大道，诸事显然，惟于先天之气，自虚无中来之语，因自己所见不到，模糊十三年之久，阅尽丹经，究未知其端的。后遇仙留丈人，诀破源流，咬开铁弹，言下分明，了然于心，始知的虚无真虚无，真一是真一。"[1] 两位真师使其豁然贯通，终成正果。因而刘一明把访求其师在《修真九要》中列为第四要。他还讲到因为"性命之道是窃阴阳，夺造化，转生杀，扭气机，先天而天弗违之道"[2]，故"是天下第一件大事，是天下第一件难事，苟非圣师附耳低言，如何知

---

① 《修真后辨》，《藏外道书》第 8 册，第 497 页。
② 《藏外道书》第 8 册，第 531 页。

之。"① 玄之又玄的丹道修炼，火候把握，气血调理，如果没有真师的点拨难以成功。那么，真师的标准是什么？真师与假师的区别何在？刘一明提出的真师标准是"品节清高，胸襟洒脱"，同时又批评了一些佛门道门中的江湖假师，谋财害人。这充分体现了刘一明对修道的切身体验与理论总结。

刘一明不仅以人品去衡量师之真假，更是劝诫修道之人以德为先。他在解释丹经中的"炁"字时释为无火，火即淫欲、妄念、躁动，无火则精不泄，元气大定，元神不失。刘一明提出"德"有"大德"，"行"有"道行"。"天德"即在先天精气神未亏、熟读诗书的上德之人所表现出来的仁义礼智信五德。上德之人不学而知，中德之人学而知之，下德之人只能积德行善而知。如何积德复善，他总结了六十个字，"恤老怜贫，惜孤悯贫，施药舍茶，修桥补路，扶危救困，轻财重义，广行方便，苦行利人，勤打尘劳，施德不望报，有怨不结仇，有功而不伐，有难而不惧，见义必为"②。把道德提到优先地位，先做个无病好人，是刘一明一贯的思想倾向，而其他宗派，大抵相同，如净明道就强调欲修仙道，先修人道的践履。

而强调修德，做个世间无病好人，这是修道成仙的准备阶段。万事开头难，故刘一明著《通关文》指出了修道要突破的五十个必不可少的关口，这些关口意义重大，"皆学人要命关口，阻路大魔，须要关关打通，方好进步。若有一关不通，即被此一关挡住，任尔盖世英雄，拔山烈汉，寸步难行。……倘认不真，信不过，终在关内，而不能出于关外，欲上大路，除是插翅而飞，腾云而过，岂不误了前程。"③ 修道的难点，即在于此五十关，要确立正见正思正行及消除邪见、愚思、妄行，才能早日修道成仙。这五十关分别是：

---

① 《藏外道书》第 8 册，第 531 页。
② 《修真九要》，《藏外道书》第 8 册，第 529—530 页。
③ 《通关文》，《藏外道书》第 8 册，第 209 页。

色欲关、恩爱关、荣贵关、财利关、穷困关、色身关、傲气关、嫉妒关、暴躁关、口舌关、嗔恨关、人我关、冷热关，懒惰关、才智关、任性关、患难关、诈诡关、猜议关、悬虚关、妄想关、生死关、自满关、畏难关、轻慢关、懦弱关、不久关、暴弃关、累债关、高大关、妆饰关、假知关、阴恶关、贪酒关、怕苦关、不信关、无主关、速效关、粗心关、虚度关、退志关、夸扬关、幻景关、耻辱关、因果关、书魔关、着空关、执相关、闺丹关，炉火关。[①] 这五十关涉及了炼丹准备阶段的各个方面，并指明了确立正见正思正行的途径以及消除邪见、愚思和妄行的方法，对于修道具有重要意义。

就拿修道五十关中最为重要的第一关色欲关来说，色欲是人生至关重要最为要命的第一大关口，故刘一明谆谆告诫修道诸人。他一开始就引用了吕祖著名的诗句：

二八佳人体似酥，腰中仗剑斩愚夫。

虽然不见人头落，暗里教君骨髓枯。

他还引用了全真祖师丘处机的诗句"从正修持须谨慎，扫除色欲自归真"。"割断丝萝乾金海，打开玉锁出樊龙。"为何各位祖师们都一再告诫学道者要首先跨过色欲关，就是因为这是根植于人性的二难悖律，对此刘一明已经有了清醒的认识，"人自无始劫以来，从色道中而生，从色道而死，生生死死，大半是色魔作殃"。世间之事，远远没有我们想象得那么简单。很多宗教流派，如清教徒和佛教、全真道等，都带有极其浓厚的禁欲主义色彩。正是因为它们深知色欲危害之大之久之深，很难禁绝，所以非欲去之而后快，民间

---

① （清）刘一明：《道书十二种》，羽者、祁威、于志坚点校，书目文献出版社 1996 年版，第 199—260 页。

一度还有女人是老虎这样的歌曲，正是禁欲主义之明证。纵欲主义固然不对，但是矫枉过正，从一个极端走向另一个极端也是极其错误的。完完全全没有色欲，可能如恩格斯所讲的人类社会永远必须存在的两类前提性生产——物质生产和人口的生产，即种的繁衍都根本性无法完成，还真要灭种亡国了。但是，刘一明看到了人性的弱点，色欲实难禁绝，"色魔有动之于天者，有出之于人者。动之于天者，是历劫根尘，发于不知不觉之中，起于无思无虑之时；出之于人者，见色而情生，遇境而神驰"。就连孔子周游列国到了他最为看重的卫国时，发现左右卫国大政的竟然是卫灵公美丽的夫人南子时，都不免一再叹息，"吾未见好德如好色者也"。尽管这样，信奉全真道的刘一明还是希望修道养生者能够跨过这一关，尽管很难，"若色根拔尽，则色身坚固，法身易修，其余关口，皆易为力，出家者当如是，即在家者，虽绪人伦延续后代，亦宜寡色欲，能寡色欲，精旺气足，后天充实，祛病延年"。这句话充分体现了刘一明一方面认为色欲关是最难跨过的，所以才会在修道五十关之中将其放在第一关来大讲特讲，"其余关口，皆易为力"；另一方面刘一明也是极其开明有远见的，对于大量的在家修道之人，在中国这样一个重视传宗接代延续香火的宗法制国家，完全禁绝色欲关是不可能的，事实上也是行不通的，所以只能"寡色欲"，不能纵欲竭精，否则精尽人亡，寡色欲才能后天精气神充实，成就修道大业。刘一明一生在兴隆山创立宫观，收授徒弟，特意制定的《兴隆山道士律条》中，就明确规定"不得收俗家年幼女徒"，徒弟刘阳精虽然认真修道，但是有时候爱谈论女人和家庭，他遂送诗教其断色欲关：

先须明辨假，

然后在寻真，

六尘皆扫去，

无贼莫教侵。①

在教人断绝恩爱关时，刘一明首先引用了张伯端在著名道教经典《悟真篇》中的诗句规劝修道者：

人生虽有百年期，

夭寿穷通莫预知。

昨日街头犹走马，

今朝棺内已眠尸。

妻财抛下非君有，

罪孽将行难自欺。

大药不求争得遇，

遇之不炼是愚痴。②

他还举出道教史上诸如庞居士、傅大士、葛先翁、许逊、张天师、三茅真君等人都是在家出家而能终修成大道的断绝恩爱关的杰出代表人物，让众生跳出迷途，潜心学道。

人们在修道时除了生生死死的色欲关，恩爱观难断之外，还有人们常说的名缰利锁的名利关也是难以断绝的，因为"天下熙熙，皆为利来；天下攘攘，皆为利往"。修道五十关的第三关是荣贵关，第四关是财利关，就连至圣先师孔子也说"富与贵，是人之所欲

---

① 贾来生：《铁肩道义——刘一明大传》，宗教文化出版社2011年版，第206页。

② （清）刘一明：《道书十二种》，羽者、祁威、于志坚点校，书目文献出版社1996年版，第200页。

也"。而且，必须取之有道，"不以其道得之，不处也"。刘一明引用了《悟真》篇中劝人莫要贪求富贵而要追求修身大道的思想，"不求大道出迷途，纵负贤才岂丈夫。百岁光阴石火烁，一生身世水泡浮。只贪利禄求荣显，不顾形容暗瘁枯。试问堆金如岱岳，无常买的不来无？"刘一明还极具创造性的给我们区分了两种荣贵即世俗虚假荣贵和出世真正荣贵。世俗虚假荣贵为了功名苦苦经营，所得者无非满足自己的口腹之欲而已，皆身外之物，却落得经血耗散，性命莫保；而真正的出世荣贵事业，"饱仁义而味道德，敛浮华而就朴实，蓄精神而养正气，尊德性而道学问"。①能够看清真假，自尊自足，宠辱不惊，咎誉难加，天地喜悦，鬼神尊服，尽享天年。他还列举了俗世之人为了荣贵的种种行为，如"处荣贵而恃荣贵，或居荣贵而贪荣贵，或出荣贵而不忘荣贵，或见荣贵而知是荣贵，或遇荣贵而谄媚荣贵。"②正确的途径应该是借世法而修道法，不得志则独善其身，修道立德，行道救世，处荣贵者忘其荣贵，无荣贵者莫羡荣贵，则能够道法可成。他还列举了鲍倩、淮南子、东方朔、许旌阳、梅真人、葛仙翁、抱朴子、罗状元那些大隐隐于朝而最终成就大事之人，认为孔孟和周、程、张、朱皆是不贪荣贵，行道救世者，可仕则仕，可止则止，伸张自如。

在财利关中，刘一明首先区分了财有世财和法财之分，世财就是那些真金白银的物质性东西，而法财就是性命功德。他劝人们看破红尘，跳出世财贪念，重功德而轻白银，积功累行，惜气养神，存诚保真，清静无为，追求性命大道。在贪酒关中，刘一明首先引用了吕祖的诗句："酒色财气四堵墙，人人俱在里边藏，有人跳出墙

———————————

① （清）刘一明：《道书十二种》，羽者、祁威、于志坚点校，书目文献出版社 1996 年版，第 202 页。

② （清）刘一明：《道书十二种》，羽者、祁威、于志坚点校，书目文献出版社 1996 年版，第 203 页。

儿外，便是长生不老方。"① 而且他还认为酒为四害之首，人一旦贪酒，则酒醉性迷，色心、财念、气性俱起，财色与气，皆由酒起，丧德败行，所以佛家以酒为首戒是有一定道理的。刘一明还专门写过戒酒的诗词，例如这首《西江月·戒道者》四首词之一写道：

> 酒是迷人之物，入口性躁神狂，血热气促大不良，坏德丧行瞎障。②

而联系刘一明的生平来看，他也确确实实地遇到了不能戒除酒色财气之人并进行规劝引导。嘉庆二年（1797）春天，刘一明离开南台山下到汉南寻找当年和他一块修道的李鼎实，一方面想把当年齐丈人交给他的礼物转送给他，另一方面想与他结成道伴共炼性命大道，结果发现李鼎实贪恋官场荣贵，酩酊大醉，刘一明非常的失望，竟至于夜不能寐，对于当年的知心道友，连夜留下了一封信：

> 噫，我未负你，尔实负我矣。昔晏平仲送曾子行，曰：君子赠人以轩，不若以言。婴闻之君子居身择乡，游心择友。择乡所以求士也，择友所以避患也。汩常移质，习俗移性，不可不慎也。③

和李鼎实割席断交之后，刘一明对于人性美好的一面还是充满了美好的期盼，还是希望李鼎实真正能够悬崖勒马，浪子回头。最好不要再沉迷酒色财气，从而辜负当年引导他们入道的齐丈人的一

---

① （清）刘一明：《道书十二种》，羽者、祁威、于志坚点校，书目文献出版社1996年版，第239页。
② 《藏外道书》第8册，第636页。
③ 刘一明：《栖云笔记》卷三，内部资料，第31页。

片苦心。所以他专门挥毫写了一首《酒色财气四调·寄调如梦令》：

酒本糟粕汁浆，痴人爱如甘露。怪他醉昏沉，凶恶百般无恐怖，可恶！可恶！廉耻全然不顾。

色本胭粉骷髅，迷人一见神荡。怪他淫欲生，无端暗里生妄想，不像！不像！善恶报应如响。

财本祸福相连，愚人日夜算计。怪他用机谋，伤天害理多乖戾，私弊！私弊！损人利己何济。

气本坏事根由，庸人多无把柄。怪他一怒中，直作出伤生害命，争竞！争竞！此是人生大病。①

刘一明的养生认识论多都从宏观方面，就修道的特点以及初始阶段的准备工作入手，对于养生和丹法修炼，具有引导、规范和指导作用。象天法地，刘一明悟出了养生的原理。"鹤善存神，故胎固而千年长生。龟善养气，故不食而百岁不死"，② 要总结教训，"人亡老也，皆由恣情纵欲，百忧感其心，万事劳其形"。③ 七情六欲，损人伤命；存神养气，才能长生。神龟虽寿，犹有竟时。腾蛇乘雾，终为土灰。老骥伏枥，志在千里。烈士暮年，壮心不已。以不倦的热情与坚定决心去修炼养生，正是刘一明所倡导的修道方向。

---

① 《藏外道书》第 8 册，巴蜀书社，第 683 页。
② 《悟道录》上卷，《藏外道书》第 8 册，第 590 页。
③ 《悟道录》上卷，《藏外道书》第 8 册，第 598 页。

第三节　养生方法论

方法论是"methodology"一词的翻译，指关于认识世界和改造世界的方法的学说和理论。方法论与方法固然所指不同，但很显然，方法论还是以为了更好的实践而出发的。本文引用方法论是指刘一明在修道养生的过程中就修道的思想原则问题，即修道自始至终的指导思想和核心问题的理论。而在整个炼养过程中，刘一明是非常重视原则方法的，他讲道："余自遇龛谷仙留之后，知性命必用法以修之，阴阳必用法以调之，造化必用法以夺之，四象必用法以合之，五行必用法以攒之。有为无为各有法则，毫发之差，千里之失。"① 可见刘一明不但重视炼养的具体方法，而且还力求不能有"毫发之差"的准确性，因为差之毫厘谬以千里。

刘一明首先强调的修道炼养的基本原则是"先穷性命之理，后了性命之功。"他把整个修炼过程概括为"穷理尽性至命"，而这个过程正好来源于《易·说卦》："穷理尽性，以至于命。"《易经》中的这个命题指的是要人们穷究天下万物的根本原理和道理，并且还要彻底洞明人类的心性本真状态，从而达到改变人类命运为人类造福的崇高目标，从而使得人类行为能够与自然规律达到和谐平衡，使得天地万物生生不息，绵绵不绝。在道家养生家的文献之中常常以性命指代人的生命，如丢了性命之类说法。但是在道教内丹学发展起来之后，又对于性命这个名词赋予了独特的解释和新的意义。也就是性指人心的本性，又有元性、真性、元神、真心、本来一灵等别名，其实更多的指的是相对比较精神心灵层面的内容；而命恰

---

① （清）刘一明：《道书十二种》，羽者、祁崴、于志坚点校，书目文献出版社1996年版，第385页。

恰相反，更多的指的是物质形体方面的精和气、元气等。宋元以来的内丹书中，性命实际上是元神元气的代称。王重阳《授丹阳二十四诀》："性者是元神，命者是元气。"元明以来的内丹家还取理学之说，有时候也将性看作是理。《玄宗真指万法同归》："性在天地间谓理。"刘一明就在他的修道术语本体之中详细区分过先天精气神和后天精气神，先天五元五德，后天五物五贼。

刘一明出身书香门第，饱读诗书，受程朱理学"论先后，知为先，论轻重，行为重"[①] 的影响，把修道分为知和行两个阶段，强调知先行后，即要求先求性命之理。这也符合科学道理，一个人只有弄懂了事物的原理道理，然后才能在正确理论的指导和影响下有目的、有计划地开展自己的实践活动和改造世界的活动。他说：

> 修真之道，穷理尽性至命之学也。故欲尽其性，必先穷其性之理；欲至其命，必先穷其命之理，能明其理，则真知确见，而不为假者疑惑，可以尽性，可以至命。否则不穷其理，是非罔辨，邪正不分，入于穷门曲径，着空执相，非是修真，乃是务假。务假之学，与道日远，适以自误其性命，乌能修炼真性命。[②]

综上可知，刘一明充分强调穷理的重要性，突出了理论实践的指导价值，那么所穷何理呢？很显然，作为宗教哲学家的刘一明不仅重视形而下层面的一般养生技法，而且更重视的是探讨性之学问的形而上的永恒超越之学问。所穷何理？在刘一明的先后天二重化哲学体系的决定下，很显然是要最终参悟先天性命是真，后天性命

---

① 黎靖德：《朱子语类》卷五，中华书局1986年版，第186页。
② 《悟真直指》，《藏外道书》第8册，第327页。

是假，要后天返还先天，才能明白终极存在，实现生命超越。他强调，若"穷之不到，即行之不到，辨之不清，即作之不成"①。与此同时，他批评了那些不穷究性命之理而胡乱修炼的人，他说："今之学人，糊涂出家，糊涂学道，糊涂修行，生则既然糊涂，死时焉能亮净。性命何事，而乃如此妄为耶。"②

那么如何穷理呢？主要方法便是精研丹经子书，细细穷究。他说："吾劝有志之士，取古人法言，细穷细究，求师一诀，通达前后，毫无一点疑惑，方可行持。"③丹经子书的古仙真言，刘一明是有切身体证的。刘一明之所以强调先穷性命之理，后了性命之功，其思想渊源之一是受理学知行观，特别是程朱一派理论的影响，二是受佛禅至明清时讲究先明佛理、后修佛行的渐修顿悟程序的影响。

刘一明所提出的另一个炼养基本原则是从后天入手，后天返先天。回顾道教内丹学史，我们知道陈抟最早提出了"顺则成人，逆则成仙"的内丹学基本原则之后，道教内丹各宗派几乎都是继承了此原则。刘一明又将此程序称为返还之道，或称为颠倒。他说："至人于此后天中采取所生一点先天之气，逆而运之，返本还原，复还太极之体，故曰还丹。"④结合自己的哲学体系，刘一明将"逆则成仙"之炼养步骤分为还丹与大丹两个阶段。他遵循其师龛谷老人"药自外来，丹由内结，先天真一之气自虚无中来"的教诲，虽从后天入手，但不重视后天色身的修炼。第一步还丹阶段归根复命，实现由后天性命返归于先天性命，由假向真，自阴转阳。虽"药自外来"，但必须"以法追摄"，取坎填离。第一步虽然返还先天性命，但此物"未经火锻炼，犹有得而复失之还，故曰小还"，必须加紧炼

---

① 《修真九要》，《藏外道书》第 8 册，第 531 页。
② 《修真九要》，《藏外道书》第 8 册，第 530 页。
③ 《修真九要》，《藏外道书》第 8 册，第 530 页。
④ 《修真辨难》，《藏外道书》第 8 册，第 471 页。

养，才不至于得而复失。另外，为了追求"形神俱妙"的境界，"形妙"之后还必须修性，即是内药了性的"无为之道"。总之，两个步骤之中，第一步还丹重修命，重采炼，系有为，采先天元阳；第二步大丹重修性，重在沐浴，温养先天，系无为，得无生妙用。至此则性命双全、形神俱妙，真正达到了超脱境界。后文养生过程论中还将详细述及。

刘一明认为人的性命形体是由"道"所派生的"先天真一之气"所产生的，这我们在本体论部分已经阐释过，人在母体未生之前的先天胎儿状态，是至善至纯的，但是人总要出生到这个世界上来，一旦应气而生之后，人难免受到后天七情六欲和五物五贼等浊气的侵蚀，便丧失了先天的纯真之气，而很有可能丑恶污浊了。而这正是中国哲学和文化的一贯之看法，人之初，性本善，那为什么后来社会上怎么会有那么多的恶人恶事呢？中国文化哲学常常解释为受到了后天自身的七情六欲等污浊的贪欲之气的侵蚀，或者说受到了不好的社会风气教育思想的影响等。那么解决之道就是要么如程朱理学提出的"存天理，灭人欲"，要么如张载在《正蒙·诚明》篇中提出的"形而后有气质之性，善反之则天地之性存焉"。总之有句话就是要和欲望死磕到底，为了天理大道必须把后天的贪欲消除殆尽，返还先天纯阳之体。还有的儒家思想家的解释就是要如孟母三迁般改变不好的社会和教育环境对于人先天善良本性的影响，如荀子《劝学》所讲"蓬生麻中，不扶而直；白沙在涅，与之俱黑"。意思是说蓬草生长在大麻中，用不着扶就长得挺直；白沙混杂在乌黑的泥土中，跟黑土一起沾染黑了。前句话比喻良好的环境对人的积极影响，后句话比喻不良的环境对人的消极影响，整个句子从正反两方面阐明了环境对人的成长的巨大影响作用，这正是性善行恶的解释，刘一明的思想深受宋明各家各派之影响，在道教的原则下继承发展了这一思想。正因为此，所以修道就是要尽力消除种种弊端陋习对人先天善良本性的侵蚀残害，"还我娘生本来面目""逆于父母未生以前面目"，继承发扬陈抟老祖开始创立的"顺则成人，逆则成仙"的思想理论。

不过，刘一明并不是一味强调人在自然天地中的逆来顺受，恰恰相反，他在讲述"逆则成仙"理论时充分强调了主体在修道养生实践中的积极性和主导性。他一方面继承了自从东晋葛洪在《抱朴子》之中就提出并弘扬广大的"我命在我不在天"的主体精神，一方面则继承发扬了《阴符经》中提出的天、地、人、物四者之间既充满"杀机"又相互为"盗"的思想理论。《阴符经》中讲道："天生天杀，道之理也。天地，万物之盗；万物，人之盗；人，万物之盗。三盗既宜，三才既安。"意思是说万物生长离不开天地日月阴阳雨露的滋养，人类要在世界上生存发展则离不开天地万物所提供的阳光、空气、水分，因为人虽然贵为天地之灵但是也是自然界的一员则必须受自然规律的支配，同样，人又利用自己的聪明才智和自己勤劳的双手反促使万物成长。这种天地人三才之间的相互依赖相互既矛盾又联系的依存关系形成之后，就会趋于大致的动态平衡从而相安无事，不至于发生祸乱。刘一明看到了三才之间的矛盾依赖关系并提出了如何发挥人的主观能动性，在矛盾的链条之中把握主动权，逆则成仙。他说，"逆者，所以盗先天之气，返其阳也"①。至于人如何对于天地"暗盗其气"，不"暗盗"那么明盗不行吗？"若不盗而明取，已为天地所觉，纵能逆而制之，幸而得之，已失真而获假"。所以他认为只能"唯其先乎天，则天地在我术中，无不为我所用矣"②。这里充分体现了他面对命运，尽管相对于天地来说人

---

① （清）刘一明：《道书十二种》，羽者、祁威、于志坚点校，书目文献出版社1996年版，第342页。

② （清）刘一明：《道书十二种》，羽者、祁威、于志坚点校，书目文献出版社1996年版，第342页。

类始终如沧海之一粟般渺小而柔弱无助，但是人类始终都应该要发挥主观能动性，积极地炼阴还阳，复归先天真一之气，逆成神仙，而不能坐以待毙，坐看自己的先天真气恰为天地所盗。

刘一明关于炼养最核心的原则是性命双修，先命后性，关于性和命的含义，刘一明说："性者，心之所生。心为神舍，心明则神清，神清则性定，所以道性之造化系于心；命者，人之一叩，叩则必应，应则气活。气活为命蒂，人即身也。所以道命之造化系于身，命属他家，性属我家，先求他家不死之方以立命，后求我家原有之物以了性，身心不二，性命一家，而性命俱了。"① 从这段话可以看出，"性"属阳中之阴，指人的意识活动的元神和元性；"命"是阴中之阳，指人生命基础的精和气。"性"和"命"构成了万物之灵的两个基本方面，生命和精神思维功能。修"性"即指增强人脑思维功能，开发潜在智能；修"命"指消除疾病，提高身体素质，延年益寿。人既要有生命，又要有意识才能成为"完人"。如果仅有意识而生命短促，则是"短命鬼"；如果仅仅长寿而智商低下，则"寿同天地一愚夫"。因而刘一明强调性命要双修。

但是根据他的先后天二重化世界体系，性有先天天赋之性和后天气质之性的区别，命有先天道气之命和后天天数之命的区别。结合前面强调的从后天入手，后天返先天的原则，他强调的是人应通过修炼，改变后天性命东西分离、流浪生死的状况，返回到先天"性不离命，命不离性"的状态。故他在此讲的性命双修强调的是先天的天赋之性与道气之命的修炼。他说："古真云：性命必须双修，工夫还要两段。盖金丹之道，一修命一修性之道。修命之道，有作之道，修性之道，无为之道。有作之道，以术延命也；无为之道，

① 《修真后辨》卷下，《藏外道书》第 8 册，第 498 页。

以道全形也。"① 在讲到为何性命双修时他进一步指出："问曰：接命之道，有性理否？答曰：不能修性，焉能立命。盖性者命之寄。命者性之存。性命原是一家，焉得不修性。"② 因为命是性存在的基础，性又是命存在的深化，因而二者缺一不可，必须双修。与此同时，他坚决批判了片面强调修性的主张，他很赞同吕祖在《敲爻歌》中的观点："只修性，不修命，此是天下第一病；只修祖性不修丹，万劫阴灵难入圣。"当然，他也批判那些片面修命者。钟离权说："修性不修命，万劫难入圣；修命不修性，犹有家财无主柄。"他吸收并阐释。其实，性命双修，形神俱妙，正是炼养活动要达到的天仙超越境界的必备条件。

那么性命在修炼中孰先孰后呢？一般内丹家都讲性命双修，至于先后顺序则有南宗先命后性的路线；北宗主张先性后命的路线以及主张性命一体不分，性主命从的观点。刘一明认为修炼的过程分阶段，每一阶段都要求性命双修，但主次不同。例如还丹阶段强调修命，大丹阶段强调修性。另外也因人而异，对于先天精气神未亏的"上德"之人来说，用先性后命、以道全形的上品自在法，"不待修命而即修性，性了即命了"；对于先天命宝已渐失他家的绝大多数人来说，要用先命后性、以术延命的中品权度法。因而总体他是主张先命后性，性命双修的。

刘一明所强调的三个修炼的基本原则是环环相扣、相辅相成的体系。"先穷性命之理，后了性命之功"强调知先行后，以行为重。要穷先天性命之理及修行的步骤火候等细节。而后两个原则总体上是行的方面。"从后天入手，后天返先天"强调修行的两个阶段，还丹与大丹阶段，指明了修行的根本方向是后天返先天，根本方法是

---

① 《悟真直指》，《藏外道书》第 8 册，第 368 页。
② 《修真辨难》，《藏外道书》第 8 册，第 469 页。

修心，修行层次是后天、先天两面多层次，先天又分为先天性命和道两个层次。"性命双修，先命后性"强调修行的基本内容是性和命两个方面，修行的侧重点在各个阶段不同，炼己、还丹、大丹三个阶段分别侧重于修心、修命和了性。这样，以三个相辅相成的基本原则为核心，依托先后天二重化的思想体系，刘一明的修道养生思想结构严谨，前后一体，体现了充分的说服力。

刘一明的养生方法论是他整个炼养思想的骨干，正是以此骨干为中心，前后左右，环环相扣，才使其修道养生活动重点突出，步骤明确，浑然一体，达到了新的境界。

第四节　养生过程论

过程论，顾名思义就是指事情所经历的阶段和演进的步骤的基本理论。本书所说的养生过程论，指的是刘一明所研究的金丹修炼养生活动所要经历的详细步骤、阶段和必要环节。它与上文所讲的养生方法论分别是从微观和宏观的角度切入问题的。它包含于养生认识论的范围，也由刘一明的养生方法论和本体论思想所决定。只是为了行文方便，此节予以专门探讨。

养生过程论涉及的是刘一明金丹修炼的具体技术。金丹系因唐末外丹流弊日盛、内丹兴起之际，借用外丹术语以形容所修炼而成的可长生不死、成神成仙的丹药。刘一明所要修炼之金丹不同于一般宗派，他说："世人不知金丹是何物事，皆于一身有形有象处猜量。或以为金石锻炼而成；或以为男儿气血而结；或以为心肾相交而凝；或以为精神相聚而有；或以为在丹田气海；或以为黄庭泥丸；或以为在明堂玉枕；或以为在两肾中间。如此等类，不可枚举，皆是抛砖弄瓦，认假作真。"① 可见他反对以任何有形之物为金丹，也反对以任何有象之具体操作为修丹之道。那么，他所说的金丹含义是什么呢？他讲道："殊不知金者，坚久不坏之义；丹者，圆明无亏之义。丹即本来先天真一之气，此气经火锻炼历劫不坏，故谓金丹。"② 由此可知他所说的金丹是指经过精气神修炼，由后天返还先天，具备了真灵之性的先天真一之气。他还详细阐述了金丹的特点，他说："是丹也，至无而含至有，至虚而含至实，无形无象，先天而立其体，后天而发其用，不可以知知，不可以识识……强名之曰道，曰虚无，曰先天一气，曰无极曰太极，曰道者，无名之名也；曰虚无无极者，自未生物时言之；曰太极一气者，自方生物时言之。其实虚无一气无极太极总是道之一个物事，非有二件，这个物事，即是金丹。"③ 不难看出，他把金丹在本质上与无极太极等同。从他的性命双修和还丹大丹层次来看，他把金丹修炼亦分为先修长生之命，后修真性两个阶段。在修炼心性上，他把金丹等同于儒家的良知良能、佛家的真如、圆觉等。因而，包含真如之性，道教之道的金丹修炼，就是刘一明修道养生的最终归宿。他说："惟天仙脱幻而成法身，超出造化之外，无生无死，与天齐寿，永久不坏也。学者欲脱生死，须学天仙……欲修天仙，舍此金丹之道，余无他术矣。"④ 可见，金丹修炼是成就天仙的必由之径，是养生的最高境界。

根据刘一明在《修真后辨》中将修炼列为十八着（即基本环节），在《金丹四百字解》中把丹法分为二十四诀，在《修真九要》中又将丹法提炼为九个步骤，借鉴刘宁博士在《刘一明修道思想研究》中的成果，本文拟从炼己筑基、凝结圣胎（还丹）、沐浴温养、

---

① 《周易阐真》，《藏外道书》第 8 册，第 33 页。
② 《周易阐真》，《藏外道书》第 8 册，第 33 页。
③ 《周易阐真》，《藏外道书》第 8 册，第 33 页。
④ 《周易阐真》，《藏外道书》第 8 册，第 335 页。

脱胎出神（大丹）四个步骤来详细阐述刘一明炼养的程序及要点。

炼己筑基 刘一明把炼己筑基列为修真九要中的第五要，并指出了炼己筑基的原因。他说："盖修真之道，炼己至难。若不炼己而欲还丹，万无是理。夫还丹者，如房屋之梁柱；炼己者，如房屋之地基。未筑地基，则梁柱无处建立；未曾炼己，则还丹不能凝结。"① 可见炼己筑基是修道养生的入手功夫。刘一明还明确提出炼己就是修炼人心，"炼其气质之性耳"。② 至于炼己与筑基的关系，刘一明认为，"所谓炼己者，以用功言；所谓筑基者，以固气言"③。刘一明吸收儒道佛三家行为准则，认为炼己就是要消灭人心，振发道心，去其私欲，坚定志念。最后，"修行炼己最为先，绝欲忘情却万缘，六贼三彭皆剪灭，干干净净一丹田"④。其实，在刘一明的思想中，筑基是指炼己，炼己即是筑基，二者可归于炼养心性之中。

凝结圣胎 炼己筑基是准备阶段，而凝结圣胎则是实质性的操作阶段。什么是圣胎？刘一明说："圣胎者，圣人之胎，即无识无知，婴儿本面。……圣胎无形，虽名为胎，而实无胎可见。所云胎者，不过形容真灵凝结不散耳。"⑤ 可见圣胎就是比喻"真灵凝结不散"。通过运用意念，调节气机火候，辅以导引动作，使体内精气神与大自然"混元"气相聚体内，产生一种由散状到团状，由热到凉的身心感觉。而这种炼养感觉，容易得而复失。由于人的数日间断不练的懈怠，也由于体内气穴的泄漏，因而凝结圣胎后，还要加强意念，加紧修炼，使雾丹变成气丹从而凝结不散。在此过程中，刘一明结合自身经验，又特别强调了阳长阴消、攒族五行、阴阳混合、

---

① 《藏外道书》第 8 册，第 532 页。
② 《无根树解》，《藏外道书》第 8 册，第 545 页。
③ 《修真后辨》，《藏外道书》第 8 册，第 514 页。
④ 《象言破疑》，《藏外道书》第 8 册，第 205 页。
⑤ 《象言破疑》，《藏外道书》第 8 册，第 200 页。

浑然一气四个练功的环节。

沐浴温养　沐浴指为炼养过程中要洗心涤虑，能有"真气熏蒸，神水灌溉"的体证和感觉；温养指炼养之中用温和纯正的火候调养气机，当圣胎凝结后，已经后天返还先天，但因为体内还有一点阴气未消，圣胎容易得而复失，故需加紧修炼。此时要"百念俱息，诸尘不染，彻底消灭尘根残余"，以便"涤垢洗尘"；同时尽力使神与气相抱不离，以达到"抱元守一"的效果。修炼到气感明显，意识中形成团状物体后，以意念引导其进入黄庭宫"温养"。温养之时，呼吸若有若无，内心不动，外扰不入，精神达到高度宁静。

脱胎出神　脱胎出神应行无为之法，运用天然真火，一任本体之自然，以虚无真空之性让圣胎自然成长。刘一明指出："无为之道，即无欲观妙之功，乃圣胎凝结以后，后天已返先天，只用沐浴温养之功。勿忘勿助，运天然真火熏蒸，变化自然，无形生形，无质生质，瓜熟蒂落，婴儿出现。"① 可见脱胎出神前后可分为有为之法与无为之法，亦即了命和了性的两段修炼阶段。他对这一阶段总结道："圣胎凝结再加十月温养之功，运天然真火，熏蒸炼，由微而著，由嫩而坚，群阴剥尽，胎圆丹成，瓜熟蒂落，忽的打破混沌，迸出清净法身，跳入太空虚无之境，超出三界之外矣。此即未生身以前面目，亦即无极面目，道归无极，形神俱妙，与道合真，大丈夫之能事毕矣。"② 刘一明描述了婴儿出现，修成正果的状况，指出脱胎出神即法身从色身中分离，与道合真，形神俱妙，仙境至矣。这就标志着修炼之功已成。他还强调了婴儿出现之后，为防走失及再行培育，还须乳哺三年，面壁九年，直到达到子又生孙的神妙莫测的境界，才臻圆满。

---

① 《象言破疑》，《藏外道书》第 8 册，第 198 页。
② 《象言破疑》，《藏外道书》第 8 册，第 201 页。

刘一明的修道养生功法就是由炼己筑基、凝结圣胎、沐浴温养和脱胎出神四个阶段构成，只有依次循序渐进，脚踏实地，才能达到宇宙的高智慧生命阶段，羽化登仙。就炼养层次而言，一般功法包括聚津生精、炼精化气、炼气化神、炼神还虚四个阶段，而刘一明把客观效果同人的主观能动性充分结合，提出了炼己筑基、凝结圣胎、沐浴温养、脱胎出神四个修炼阶段，在道教丹道养生功法方面有独到之处。

第五节　养生效果论

本书所引养生效果论指的是按照刘一明的思想体系，修炼金丹大道养生延年所应达到的终极目标和种种果报。养生的种种果报是以长期而彻底的养生实践过程为基础的。正如同一般的宗教存在的基本心理一样，人只要活到这个世界上，便要受到自身身心及外部环境的限制，而人总是企图由种种限制而达到无限超越境界。刘一明把相对的、有限的、有形的、生灭不已的现实世界看成是假的，把超越的、无限的、永恒的神圣的真实世界看成是人应当追求的，修道的过程便是弃假求真的悟道过程。他说："修道为天下第一大事。……所谓大事者，人生在世，万般皆假，惟有性命最真。"① 那么真性命在他的语义中又确切指什么呢？"天赋之性为真，气质之性为假；道气之命为真，天数之命为假。真者先天之物，假者后天之物。"② 可见他追求的是先天的天赋之性与道气之命，而非气质之性与天数之命。但是，在他的修道层次之中，最高的目标是法身和天心。那么，这个法身和天心所指者何？他说："夫此法身，上柱天，

---

① 《会心内集》，《藏外道书》第 8 册，第 668 页。
② 《修真后辨》，《藏外道书》第 8 册，第 498 页。

下柱地，无头无尾，无背无面，中立不倚。……是命之所寄也；此
天心，不垢不净，至虚至灵，寂然不动，感而遂通。……是性之所
寄也。"① 对应于他的二重化世界观，可见法身对应于道气之命，天
心对应于天赋之性。先天性命是太极层次，还丹阶段所修的性命；
天心、法身则是刘一明哲学体系中最高终极实体的无极道体大丹阶
段所修的性命。养生炼丹，自应以超脱生死、形神俱妙的无极道体
作为修行的最高目标。他讲道："夫道者，包罗天地，运行日月，统
摄造化，养育群生。……人能修之，可以夺造化，扭气机，了性命，
脱轮回，延年益寿，超凡人圣。故修道为天下第一大事。"②

　　修道的目标在于悟真求道，但对于信徒来说，悟真求道是通过
成就种种仙道果极表现出来的。只有天人合一，与道合真，了脱生
死，性命双修，形神俱妙的神仙之境，才是修道者追求的终极境界。
刘一明在谈到成就不同等级的仙人时说道：

　　　　夫脱生死之道，学仙之道也。但仙有数等。了性而出阴神
　　者，鬼仙也；了命而留形住世者，地仙也；性命俱了，身外有
　　身，形神俱妙，与道合真者，天仙也；鬼仙虽能出阴神，出入
　　自便，然宅室不固，犹有抛身入身之患。地仙虽能留形住世，
　　然而法身难脱，犹有幻身委物之累，二者一落于有死，一落于
　　有生，均未能了脱其生死。惟天仙脱幻身而成法身，超出造化
　　之外，无生无死，能脱生死，与天齐寿，永久不坏也。学者欲
　　脱生死，须学天仙，欲学天仙，非金丹大道不能。……故道成
　　之后，号曰天仙，因其永久不坏，又曰金仙；因其隐显不测，
　　又曰神仙。③

---

① 《修真后辨》，《藏外道书》第 8 册，第 498 页。
② 《会心内集》，《藏外道书》第 8 册，第 668 页。
③ 《悟真直指》，《藏外道书》第 8 册，第 335 页。

　　刘一明在此把仙分为地仙、鬼仙、天仙三个等级。所谓"鬼仙"，指有形体、智能超常的人；所谓"地仙"是指有形体、寿命较长的人。他批判了鬼仙与地仙的不完满性，认为只有"天仙"，了性了命，高智高寿。形体之外还有神秘的"法身"。他于此指明了修道者的最高目标是天仙，又称金仙，又称神仙。而学天仙只有靠金丹大道的修炼。可见，金丹是神仙状态的性命形式，能从本质上超越现实有形性命的限制，是成仙成佛、超凡入圣的最终归宿。

　　刘一明还在《修真辨难》中把仙分为五等，除地仙、鬼仙、天仙外，还提到人仙、列仙。他说：

> 炼九还七返金液大还丹，了命了性，成金刚不坏之体，千百亿化身，隐显不测，天仙之道，即万劫一传之道也；从后天中返先天，还原返本，归根复命，凝神聚气，留形住世，长生而不死者，地仙之道，即以术延命之道也；受三甲符录，炼上清三洞妙法，飞云走雾，避三灾八难，来去无碍者，列仙之道，南宫护身之道也；修真空之性，极往知来，出阴而尸解，不落恶趣者，鬼仙之道，即以道全形之道也；降伏身心，保精养气，住世而无苦恼者，人仙之道，乃培植后天之道也。[①]

　　在此，刘一明所说的人仙指那些较常人高寿，在后天生灭世界而尚未入先天的修行者，是仙的最低层次。鬼仙以道全形，列仙来去自由，地仙以术延命，均不及最高等级的天仙大道。至于"天仙"境界之高，连刘一明本人都自称"犹在半途，未能彼岸"，足见其功力之深。

　　刘一明在养生效果上的可贵之处，在于他没有炫耀"神仙"的

---

①《修真辨难》，《藏外道书》第 8 册，第 489 页。

法力无边，认为神仙终究还是善于保养精气神，形神相须，延年益寿的人而已。这充分体现了他思想中的唯物主义一面，他批驳了"肉体成仙"论，他说："金丹大道，是取坎填离，依坤归乾，道成之后，群阴剥尽，变为乾体，打破虚空，为大罗天仙。是所谓跨龙上天，而非言肉身乘龙而去也。"①他还驳斥了道教修炼中玄秘的"白日拔宅升天"一说，他说："神仙皆在虚空之境，房屋土木重浊之物，虚空如何载得？况神仙包罗天地，何物不可得，而犹爱此尘世之土木乎？"②其实"白日拔宅升天"说的是一人健康长寿，智慧超群，德及乡里，可使全家及子孙几代受用，而不是日常意义上的"一人成仙，鸡犬升天"。

通过刘一明对养生效果的阐释，对修行果报的评述，我们可以发现，刘一明所说的修道之最高的神仙境界，即是天人合一之境。突出人的主观能动性，以"道心"战胜"人心"，把握天道，从而达到一种"无为而无不为"的自由逍遥的人生境界。而且，他还提出并强调了"在尘出尘""处世不灭世"的养生修行思想。虽然这样一种既不违背儒家"修身、齐家、治国、平天下"的人生追求与伦理道德，又不违背道家归隐逍遥、超然世外的儒道合流的思想早已有之，而且到明清时净明道等许多道教门派陆续采用，但刘一明更强调了这一点。这既反映了他卓力调和三教的思想倾向，也与他自己早年的求学和人生经历有关。只有先尽人事，道德提升的同时再配以金丹大道的修炼，才能达到神仙之境。

综上所述，本章以本体论、认识论和方法论等的基本理论为基础，探讨了刘一明修道思想的哲学基础。虽予以分述，实是为了方

---

① 《修真辨难》卷上，《藏外道书》第 8 册，第 485 页。
② 《修真辨难》卷上，《藏外道书》第 8 册，第 485 页。

便而已。在实质上，他的理论是统一而连贯的。这些理论都以本体论中所交代的他所建构的双重两面为一体，囊括宇宙论、生命论和修道论的庞大理论体系为基础的。而且，本体论中的先后天精气神是后文中所有思想的起点。没有先后天精气神，一切都是无源之水，无本之木。认识论本与本体论关系密切，在刘一明则是修道的生理和心理的准备。方法论从宏观角度讨论了养生的三大原则，环环相扣，入情如理；过程论从微观的角度分析了养生的四个环节：炼己筑基、凝结圣胎、沐浴温养、脱胎出神。过程论以方法论为基础，但更加细密，更加具有可操作性。养生效果论是全部炼养活动的境界升华和最终归宿。道教追求长生成仙，刘一明虽着力于内功修炼，没有大肆宣扬玄妙仙境，但这并不妨碍他为了理论体系的完整性，为了给芸芸众生以心灵的慰藉和指出一条超越之路，刘一明也设立了五种仙境的果报。由此，刘一明理论体系的完整性和修道过程的严密性得以充分体现。

第 三 章

刘一明丹道养生哲学思想的贡献、
现代价值和局限性

第一节　刘一明丹道养生思想的贡献

刘一明作为清代中叶思想精深的高道，其学说易道合一，兼及南北，融合儒释，兼融并包。其学术思想对道教和丹道养生的贡献突出表现在以下几点：

其一，他建立了一个以二重（先天、后天），双面（性命）为一体的宇宙论和生命观为基础，并以修道论为中心的逻辑较为严密，有理有据，前后连贯的修道思想体系。正如我们在"养生本体论"中的阐述，正是以此理论体系为中心，借助于"先天真一之气"的巧妙过渡和中介，刘一明才得以在理论的范围内最大限度地兼容并包道家道教，综贯南北，兼及儒释，终成一家。比起晦涩艰深、神秘莫测的一般道家丹道著作，刘一明的论述较为清晰，体系较为严谨。而且在他的思想体系中，先天后天充分对应，如先天性命对应后天性命，先天精气神对应于后天精气神，先天五行八卦对应后天五行八卦。以"顺则生人，逆则成仙"的修道原则为指导，其生命观与修道养生论浑然一体，很有说服力。老子强调人们应该保持婴儿的天真本性，刘一明更进一步，认为修道应返还于出生之前。以出生和二八之际为关节点，逆着生命观中人从受孕前到胎儿，到婴孩，再到成人的成长发育过程，修道养生则分别以炼己筑基、凝结圣胎、沐浴温养和脱胎出神与之一一对应，从理论上能够自圆其说，而且容易为初入道门者理解并操作炼养。

其二，刘一明的丹道养生思想进一步推进了三教的融合。著名道教研究专家王沐指出："全真功法至刘一明，已将儒释道功法精华冶于一炉，加以革新，非旧日龙门派功法所能望其项背。"[1] 王沐先生给予刘一明的三教理论以很高的评价。就道教史而言，三教融合思想源远流长。东晋葛洪（238—343）提出儒道兼修，北魏寇谦之（365—448）援儒入道，南朝陶弘景（456—536）提倡三教合流；五代杜光庭（850—933）引儒佛入道；而宋代全真始祖王重阳（1112—1170）说："儒门释户道相同，三教从来一祖风。"开创全真道龙门派的丘处机（1148—1227）提出"三教圆融"说。刘一明继承其师龛谷老人"三教一家"理论并深入论述，遂使其他派别不能"望其项背"。他认为儒释道三家都以修身养性为内涵，均以精气神为养生本体，"儒有精一之道，释有归一之道，道有得一之道；儒有存心养性之学，释有明心见性之学，道有修心炼性之学，儒有道义之门，释有方便之门，道有众妙之门，溯源穷流，三教一家"[2]。三教实质一样，同根同源，都讲修身养性，引人入善。他又讲道："儒曰喜怒哀乐之未发，谓之中，又曰不偏不倚之谓中。释曰吾有一物，上柱天，下柱地，无头无尾，无背无面，又曰舍利子，色不异空，空不异色，色即是空，空即是色。道曰：前弦之后后弦前，药味平平气象全，又曰：阴阳得类归交感，二八相当自合亲。"[3] 三教

---

① 王沐选编：《道教五派丹法精选》第五集，《修真辨难序》，中医古籍出版社 1989 年版，第 2 页。

② 《会心外集》卷下，《藏外道书》第 8 册，第 700—701 页。

③ 《周易阐真》卷首下，《藏外道书》第 8 册，第 32 页。

都以炼气为前提，强身健体，开慧增智，最后达到高智长寿的境界，不过儒称为"圣"，释称为"佛"，道称为"仙"，异名同实而已。因而他生动地比喻道："今有老竹，截以作器，作笙则为笙，作箫则为箫，作管则为管，虽笙箫管之器不一，而其竹之物则一。三教之礼用，亦是如此。"① 我们前面还指出，刘一明在修道价值和养性功夫上多借用释家学说；在讲"先穷性命之理，后了性命之功"的养生原则及以德为先时多引儒家伦常，并吸收程朱理学派知行观及大量术语，但都以炼养成仙为中心，合理贯穿于其思想体系之中，构成其修道养生思想的有机组成部分。

其三，"先天真一之气"在刘一明的思想体系中处于核心地位，是刘一明的创造性发挥。据刘宁博士考证，上阳子陈致虚在《金丹大要》中首先多次提到"先天真一之气"②，但上阳子的"先天真一之气"是与元神、元精并列之元气，并没有刘一明理论中核心地位的作用。正是借助于"先天真一之气"的巧妙中介，刘一明实现了先天与后天的贯通，并用其统一先天精气神，先天性命和先天五行八卦等，用其说明道产生天地万物和人的过程机制。刘一明通过"先天真一之气"一定程度上化解了道教内丹炼养中两套宇宙论的矛盾，弥补了道教仅从宇宙发生学角度论述本源而缺乏本体论、心性论的不足，并以此融摄各家各派心性本真、本体本源的学说，实现天人合一、主客混合的修炼境界。在他的理论中，炼丹的两个基本过程还丹即是返还先天真一之气，大丹即是由先天真一之气复归大道本体。其他诸如炉鼎、药物、玄关一窍、火候等神秘术语，多数都与先天真一之气有联系，并能用其予以说明。正是因先天真一之气的巧妙运用，遂使其理论体系更加完备和具有说服力。

---

① 《会心外集》卷下，《藏外道书》第 8 册，第 701 页。
② 刘宁：《刘一明修道思想研究》，巴蜀书社 2001 年版，第 278 页。

综上所述，刘一明在创立先后天二重化思想体系，推进三教融合和创造性地以"先天真一之气"建构其炼养思想等方面对传统道教丹道修炼学说作出了突出贡献，使其理论更趋完善，思想更加深刻，成为被公认的清代道教理论大家。

第二节　刘一明丹道养生思想的现代价值

作为清代中叶有学有证的内丹学家，刘一明的丹道养生思想，仍然显示出它超越时间的深刻内涵。弥久历新，对处于工具理性、物欲横流的当代人以新的启示。有鉴于此，在道教传统养生思想的历史大背景下，挖掘刘一明丹道养生思想及道教养生思想的现代价值，彰显其超越历史的现代意义，是我们关心民生、重构文化和提升精神境界的必然途径。刘一明丹道养生思想的现代价值主要体现在以下三个方面：

其一，养生修德，以德养生。确立了成仙的修炼目标，首先便要培养德性，提升道德。老子说："道生之，德蓄之……道之尊，德之贵。"① 道化生万物，德滋养万物。刘一明生动比喻道："道如花，德如叶，花以叶扶持，道以德成全。花叶不离，道德相需也。"② 尊道贵德，因为"德为人之根本"③，而神仙也是人修的，在"养生认识论"中已多处讲到了刘一明关于道德重要性的思想。其实，葛洪早在《抱朴子·对俗篇》就表达了相同的看法："欲求仙者，要当以贵孝和顺仁信为本。若德行不修，而但务方术，皆不得长生也。"在后来诸如《洞玄灵宝天尊说十戒经》等道教经典中，大都把成仙必先养德作为一个基本的思想。

---

① 陈鼓应：《老子今译今注》，商务印书馆2007年版，第260页。
② 《悟道录》下卷，《藏外道书》第8册，第617页。
③ 《孔易阐真》卷上，《藏外道书》第8册，第156页。

不但成仙需先修德，就是做一个长寿的人，甚至做一个身心健康的人，也需要从养德做起，这是中国传统养生思想的一个基本倾向。号称中国文化之源的《易径》在《象传·颐》中专门讲述了养生的意义："天地养物，圣人养贤以及万民，颐之时大矣哉！"养生关乎全民万物。而《象传·颐》讲道："山下有雷，颐。君子以慎言语，节饮食。"颐卦下震上艮，一动一静。"慎言语"表明要养德；"节饮食"表明要节欲养生。在这里通过心理制约生理，精神主导，以德为先的思想与"太上养神，其次养形"的思想是一脉相承的。① 儒家亦讲养生，孔子说："知者乐水，仁者乐山，知者动，仁者静。知者乐，仁者寿。"② 而这正是学术界所公认的"以德养生"思想的来源。智者当仁，仁者当智，动静结合，欢乐长寿。董仲舒对此评价道："仁人之所以多寿者，外无贪而内清净，心平和而不失中正，取天地之美，以养其身，是其且多且治……君子闲欲止恶以中意，平意以静神，静神以养气，气多而治，则养身之大者得矣。"③《礼记·中庸》直接指出："大德……必得其寿。"而《礼记·大学》中"富润屋，德润身，心广体胖"已成为流传已久的养生名言。朱熹注："胖，安舒也。""心无愧怍，则广大宽平，而体常舒泰，德之润身者然也。盖善之实于中而形于外者如此。"一个人道德高尚，心胸坦荡，有益身心健康，延年益寿。④

为什么一个心地无私、道德高尚的人能够既乐且寿，心广体胖，或者如《文言传·坤》所说的"美在其中，而畅于四支（肢）"呢？首先一个有理想积极上进的人，外敬内静，"这样的精神状态有利于

---

① 孙映逵、杨亦鸣：《"六十四卦"中的人生哲理与谋略》，社会科学文献出版社 1998 年版，第 240 页。

② 《论语·雍也》。

③ 《春秋繁露·循天之道》。

④ 乐爱国：《儒家文化与中国古代科技》，中华书局 2002 年版，第 136 页。

激发先天之性，提高心神的有序水平，加强生命的活力和生命过程
的自调功能。"① 其次，心内坦荡，人际关系谐调，人物关系流畅，
内外平衡，阴阳和谐，内无积滞郁气，自然健康舒泰。而现代人多
耗损于人际关系的沉疴之中。最后，"道真义正则直壮，心神直壮则
可产生浩然之气，以充实身体。"② 孟子曰："我善养吾浩然之气。"
理直自然气壮，气壮自然神凝，凝神定气，正是养生之要。研究道
教医学的盖建民教授在《道教"以德养生"思想及其现代意义》一
文中，从医学角度指出，具有高尚品德、心理平衡的人，体内能分
泌更多有益的激素、酶类等物质，而这些物质能把人体的血液平衡
和神经兴奋调节到最佳状态。相反，长期因不道德的事而精神紧张
的人，容易诱发癌症、心脑血管等疾病。

现代社会的激烈竞争，人际摩擦，利益碰撞以及心理扭曲，自
私空虚，心态失衡等许多问题，都与信仰的缺失、道德的滑坡有一
定的关系。价值观是道德的重要方面，西方精神分析学的成果正好
印证了道德对于一个生命体健康成长的重要。美国著名心理学家马
斯洛（A. Maslow，1908—1970）说："价值观的丧失是我们时代的最
终痼疾。"③ 奥地利著名心理学家弗兰克认为心理医生治疗患者要从
克服不正确的价值观和人生理想入手。④ 现代医学证明，神经类精神
性疾病大都与患者价值观、人生观、心态德性有一定联系。而传统
中医也承认某些积滞郁气会导致情欲不平衡、气血不畅、阴阳失调。
可见，提升道德水平不仅是人之为人所必需的，而且是一个生命体
健康长寿的重要条件。

其二，认识心灵，回归自我。刘一明的丹道炼养思想虽强调先

---

① 刘长进、滕守尧：《易学与养生》，沈阳出版社1997年版，第167页。
② 刘长进、滕守尧：《易学与养生》，沈阳出版社1997年版，第167页。
③ 杨韶刚：《存在心理学》，南京师范大学出版社2000年版，第70页。
④ 吕锡琛：《论道家健心养德的心理调适智慧》，《道学研究》2003年第1期，第78页。

命后性，但秉承北宗龙门派传统，始终把修性当成重要方面。后天返先天大道，从还丹到大丹，都强调了自我调控的心灵修炼的重要性。正如庄子所讲，人都是受制于各种各样的外在条件的，就是我们呵护的身体都是不自由的，所以要达到自由逍遥，实现超越，唯有认识心灵，开发我们的精神潜能。正如瑞士著名心理学家荣格（C. G. Jung，1875—1961）为德国学者卫礼贤（R. WiLhelm，1873—1930）翻译的《太乙金华宗旨》所写的英文修订版序言中所说："人们永远也不会真正地失去他们对'精神大陆'的向往和对攻克'内心空间'的幻想。认识心灵将始终是人类的最终目标。"① 认识心灵、发掘精神是真正的超越之路。而认识心灵则必然认识到人的精神包含不同的层次。胡孚琛把人的意识划分为常意识（相当于弗洛伊德心理学中的意识）、潜意识（弗洛伊德心理学中非理性的潜意识）以及最底层的属于遗传本能及真正自我的无意识。而只有无意识才是人的本性，真正的自我，是丹道养生所应该追求的。他把丹道养生看成一项"开发自我，识识自我的生命科学"②。

　　但文明的发展、社会的角色定位以及人性的异化压抑造成了一些人心灵扭曲、精神枯竭、自我丧失，特别是"人格面具"的过度膨胀。针对此荣格指出："如果一个人过分地热衷和沉溺于自己扮演的角色，如果他把自己仅仅认同于自己扮演的角色，人格的其他方面就会受到排斥。像这样受人格面具支配的人，就会逐渐与自己的天性相疏远而生活在一种紧张的状态中，因为在他过分发达的人格面具和极不发达的人格其他部分之间，存在着尖锐的对立和冲突。"③

---

　　① ［德］卫礼贤、［瑞士］荣格：《金华养生宗旨与分析心理学》，通山译，东方出版社1993年版，第5页。

　　② 胡孚琛：《二十一世纪的新道学文化战略——中国道家文化与道教丹法的综合创新》，《道韵》十期，中华大道出版社2001年版，第53页。

　　③ 冯川：《荣格评传》，改革出版社1997年版，第503页。

一个人完全没有"人格面具"是不可能的，但过度膨胀的"人格面具"窒息了我们的生命，戕害了我们的自由天性，使我们的精神套上了沉重的枷锁。

在认识心灵与回归自我本性方面，道家道教是一剂良药。老子讲道："处其厚，不居其薄；处其实，不居其华"①，"见素抱朴"②，"复归于朴"③；庄子提倡"坐忘""心斋"之术，其实都是说明保持纯朴真实的自我本性，保持自然而然的天性，不矫揉造作对于一个人的身心健康是极为重要的。现代学者中亦不乏其人。林安悟先生提倡"归返到存有自身，自如其如地开显其自己"④其实是对道家心理疗法的一种继承创造。而郑志明先生则创造性地提出了"神力治疗"和"自力医疗"。所谓"神力治疗"则是一种信仰疗法，所谓"自力医疗"则是一种自我心理疗法。"'自力医疗'以'神力医疗'为基础，但'自力'代表了个人体验的精神修炼，可以摆脱外在形式所施加的束缚与困境，以净化的灵性来交感神力，显示人具有自我超越的本能，反观自身就可以建立圆满的生命"⑤。这是从生命学的角度来论述，那么认识并回归自我有没有真正的医学价值呢？他说："这种'自力'的精神修炼，使人在自身中认识自我，体会到自我本身就具有医疗的神力，生命可以经由身心的净化产生了神圣的作用与力量。"⑥可见，心灵的自由、自我的保持不仅是健康生命的保证，更是实现有意义的超脱人生的必由之路。

---

① 陈鼓应：《老子今译今注》，商务印书馆 2007 年版，第 215 页。
② 陈鼓应：《老子今译今注》，商务印书馆 2007 年版，第 147 页。
③ 陈鼓应：《老子今译今注》，商务印书馆 2007 年版，第 183 页。
④ 林安悟：《中国宗教与意义治疗》，台湾文海基金会 1996 年版，第 163、174 页。
⑤ 郑志明：《华人宗教的文化意识》第二卷，台湾宗教文化研究中心，2003 年，第 128 页。
⑥ 郑志明：《华人宗教的文化意识》第二卷，台湾宗教文化研究中心，2003 年，第 129 页。

　　其三，精气神形体养生。我们在养生本体论中曾指出刘一明的丹道养生同一般道家一样，都是以精气神为原料，以人身的特定部位丹田为鼎炉进行炼养的，不过他强调的是修炼并返归到元精元气元神，而不是后天色身的精气神。他说："人身之元精、元气、元神，即性命之源也。……形全命坚性明，则万物不能移，造化不能移，性命由我不由天。"① 可见他卓力强调先天精气神的炼养。他反对存思、胎息等许多后天的色身修炼之术，把人的肉体看成一具"臭皮囊"而已。这是他思想的一大特点，在此笔者认为也是他思想的一大不足。

　　其实，保养精气神是道家道教养生修炼的一贯传统。从老子"载营魄抱一，能无离乎？"，到庄子"无劳汝形，无摇汝精，乃可长生"强调形神统一，到《太平经》提出"爱气尊神重精"三位一体的思想，都是后来道教各家各派一以贯之的基本思想。包括刘一明在内的内丹养生功法则都以精气神为养生药物，正如《玉皇心印妙经》所说："上药三品，神与气精。"那么在这三者之中，神是主宰，气为动力，精为生命基础。三者相辅相成，共同维系生命的健康协调。

　　胡孚琛在对道教丹道养生功法的总结中指出，内丹功法中炼形重在"开""合"二字；炼气重在细、匀、长的"调息"；炼神重在"止念"上。② 他认为这是筑基炼己的基本功法。就现代科学眼光来看丹家所讲的"大道教人先止念，念头不止也枉然"。确实具有养生价值。试想一个人长期阴魂缠缚，念念不止，寝食不安，日复一日，则只有精神错乱崩溃以至于油尽灯枯，命丧黄泉了。荣格在心理治疗的临床试验中也证明了幻念（fantasy）不止是造成精神错乱的主

---

　　①　《悟道录》，《藏外道书》第 8 册，第 620 页。
　　②　胡孚琛：《〈道学通论·仙学篇〉补遗——谈内丹学研究中的几个理论和实践问题》，《道韵》六期，中华大道出版社 2001 年版，第 118 页。

要原因。① 由此可见，一个人精血充足，气定神凝，自然身体舒泰。

　　道教对于保养以精气神为主的肉体生命积累了丰富的文化遗产，大至宏观的养生原则，小到微观的具有可操作性的炼养方技，贡献颇多。② 就炼养方技而言，葛洪在《抱朴子》中提出"藉众术之共成长生也"③。主张兼采众长来延年益寿。众术之多，举不胜举。仅《养性延命录》引张湛《养生集叙》就总结了十个方面：一曰啬神，二曰爱气，三曰养形，四曰导引，五曰言语，六曰饮食，七曰房室，八曰反俗，九曰医药，十曰禁忌。詹石窗先生把道教炼养方技归纳为六类：集中意念的守一存思术，顺畅血脉的服气胎息术，以仿生为特色的动功炼养法，动静相兼的啸法，效法乾坤、颠倒五行的金丹大道，以男女俱仙为目标的房中术等。④ 此外还有吞咽唾液、节食辟谷等许多方术。

　　现代科学早已经证明了道教中吞咽唾液的医学价值。1986 年荣获诺贝尔医学奖的斯坦·科恩揭开了唾液可养生治病的机理。他发现唾液中有一种能加速皮肤和黏膜创伤愈合以及消炎止痛，由五十三个氨基酸组成的 EGF 活细胞，因而唾液对口腔炎、咽喉炎、牙周炎、扁桃体炎、肠炎等具有显著的疗效。日本专家通过研究发现唾液中的过氧化酶、过氧化氢酶和维生素 C 等有极强的抗癌作用。医学专家进一步指出，人和动物唾液中含有包括硫化氰酸盐、抗坏血酸、溶菌酶等的有机盐成分，因而有极强的抑菌作用。因而动物受伤后多喜欢舔自己伤口。⑤ 这充分证明了道教养生中诸如陶弘景在《养性延命录》中所讲"是知服元气，饮醴泉，乃延年之本也"的

---

　　① 〔德〕卫礼贤、〔瑞士〕荣格：《金华养生宗旨与分析心理学》，通山译，东方出版社1993 年版，第 84 页。

　　② 詹石窗：《道教文化十五讲》，北京大学出版社 2003 年版，第 209—262 页。

　　③ 王明：《抱朴子内篇校释》（增订本），中华书局 1985 年版，第 124 页。

　　④ 詹石窗：《道教文化十五讲》，北京大学出版社 2003 年版，第 209—262 页。

　　⑤ 郭德才：《也谈唾液的功效与养生》，《中国道教》2003 年第 3 期，第 47 页。

理论和孙思邈在《养生铭》中所说"晨兴漱玉津，可祛病益寿"的看法的科学性和现代意义。

　　而医学博士李鹏先生通过大量的分子生物学、基因学、生命科学的资料证明了道教中倡导的"辟谷养生术"对于抗衰老和延年益寿具有一定的科学价值。发表于 2000 年第 289 期《科学》杂志的《衰老基因和饮食限制的整合》一文认为，饮食控制是通过调节基因表达，抑制有害物对脱氧核糖核苷酸（DNA）的损害而导致长寿的。[①] 李鹏先生撰文指出，"限食可以使动物的氧负荷降低，减少氧自由基的产生，减轻氧这个双面刀毒性方面的损害，延缓与衰老相关的变化，从而达到抗衰老作用"[②]。这对于物质极大丰富的今天受各种富贵病困扰的人们和一般的众生都具有一定的借鉴作用。

　　综上所述，道教丹道养生思想对于现代道德的提升、生命的维护、身心的健康和谐以及自我心灵的自由和超越都确实起到了巨大的作用，在社会文明日益发展的今天，人们更重视生命的健康与养护，更注重祛病延年和美好情操的培养，而道教的养生思想是对人类养生文化的一大贡献，我们更应发扬光大，实现完满超越的人生。

第三节　刘一明丹道养生思想的局限性

　　任何思想家都无法真正摆脱历史和时代条件的局限性，其理论都无法达到绝对的完美无缺，特别是以我们今天的视角来审视。

---

　　① 李鹏：《道教辟谷长生术的当代衰老分子生物学解释》，《道韵》第十一期，中华大道出版社 2001 年版，第 321 页。原英文出处：Campisi：Aging, chromatin, and food restriction-Connecting the dots, *Science*, 2000 - 289, 2062.

　　② 李鹏：《道教辟谷长生术的当代衰老分子生物学解释》，《道韵》第十一期，中华大道出版社 2001 年版，第 322 页。

一 历史和时代条件的局限

就历史局限而言，纵观整个中国的封建社会，至明清时正好是中国封建王朝和社会历史愈发趋于保守的时代，清代官方大兴文字狱，创新理论难以出现，对于道教官方采取利用与检束并举的政策，在清初由于统治的需要还能够对道教的上层人物予以优待，对于道教政策以利用为主，但是从乾隆开始无论对道教的上层还是对整个道教，从各个方面都采取了比较严苛的检束限制政策，道教日渐式微，只能进一步世俗化走向民间，在重大理论上难以有比较突出的理论建树和革新创举。

而从整个道教的发展历史来看，道教在这一阶段正好处于衰落期。按照卿希泰在四卷本《中国道教史》中的研究，道教兴起于两汉，魏晋南北朝时期分化、发展、改造、充实，在隋唐时期迎来了兴盛和教理大发展的鼎盛时期，北宋复兴和继续发展，在金元南宋时期道派林立，创新融合，在明代中叶之前也是处于发展和贵盛时期。但是，道教在明后期至清嘉道年间衰微，在鸦片战争至民国时期进一步衰落。在整体衰落的大背景下，清代中期之后还有两位比较有建树的，分别著有《道书十七种》和《道书十二种》，号称南傅北刘的理论创新人物，尽管二人不可能扶大厦之将倾，挽狂澜之既倒。

二 刘一明思想理论自身的局限

其一，类比、具象化、图像化思维方法的影响。

刘一明以"先天真一之气"为核心构建了先后天严格对应、性命双修的庞大理论体系，这是他的贡献。但是，如果辩证地来看，这里面还仍然有需要阐释清楚的地方。例如，刘一明总是将先天后天两个世界截然分开并二元对立，认为存在先天精气神和后天精气神，先天五元五德和后天五物五贼，先天阳五行与后天阴五行，先天之道心与后天之人心，先天性命与后天性命。为什么会有这么严格且一一对应的先后天对应关系？这些先后天对应关系是否真实存在？因而这很有可能仅仅是刘一明为了说理的方便和理论建构的需要而采取的一种类比思维方式而已。他认为，人心指气质之性，为后天之假心，道心才是真心，为天赋之性，在修行中一再强调要"以道心制人心，使人心顺道心"，先天五行五德为阳为真，后天五物五贼为阴为假，应该化假显真、借假修真。很显然刘一明这些思想深受宋明理学心学之影响，将义利转化为天理与人欲，与天理是好，人欲是恶，饿死事小，失节事大这样一种思维模式是一致的。另外，刘一明在论证过程中，总是试图将道教修炼所要达到的这样一种超越内证境界对象化、图像化、具象化，这样处理很可能是为了说理和方便理解，但是道教修炼所产生的天人合一之内证神秘体悟和境界是很难如同今天的科学一样绝对清晰的描述和验证的。

其二，刘一明虽然强调性命双修但事实上过分强调性功而涉及命功方法较少，理论探讨多而具体操作方法少。

道教的长处正在于其千百年来总结提炼的强身健体延年益寿的养生之术，人们常说以儒治国、以佛治心、以道治身，就说明了道教之长多在命功。可是刘一明的理论中似乎对于道教千百年来为人类社会作出最大贡献和长处的命功具体修炼操作不是很多。其实我们能够理解刘一明的良苦用心，正因为道教理论建树太少而难于在与儒释的争锋较量中具有优势，为了道教的长远发展，刘一明才大量吸收儒佛两家的伦理道德、修行安心理论来完善他的理论体系，况且，命功和性功密不可分，没有理论指导提升的修炼是难以长远发展和不断进步的。

　　瑕不掩瑜，任何人要真正超越时代条件和思想文化条件的局限性是很难的，在鲁迅极力批判的明清这样一个万马齐喑、黑云压城的时代，刘一明能够以一己之力，在人心不古、近乎蛮荒的西北偏僻之地开拓出道教丛林，构建出庞大的理论体系已经是做到了他那个时代道门中人的极限了。我们应该古为今用、辩证对待、批判吸收。

第 四 章

刘一明的传承、仙话传说、
历史地位及其影响

第一节　刘一明的传承

兴隆山的众道观是在刘一明主持下修建起来的。据方志记载，宋有秦致通、李致亨在山修炼，此二人属于道教哪个派别还有待进一步发现材料，加以考证。

因此，兴隆山（即栖云山）的道教传承系统只能从刘一明算起。刘一明属于全真龙门派。龙门派的传录字谱是：道德通玄静，真常守太清，一阳来复本，合教永光明，至理宗诚信，崇高嗣法兴，世景荣惟懋，希微衍自宁，住修正仁义，超升云会登，大妙中黄贵，圣体全用功，虚空乾坤秀，金木性相逢，山海龙虎交，莲开现宝新，行满丹书诏，月盈祥光生，万古续仙号，三界都是亲。

第九代：白石镇梁仙人，龛谷老人和仙留丈人的老师。

第十代：刘一明的老师龛谷老人和仙留丈人。

第十一代：刘一明。

第十二代：刘一明的弟子，据碑文有考的、比较著名的有：冯阳贵、康阳全、张阳志、马阳健、刘阳精、李阳新、李阳益、自阳和、李阳观、任阳固等。

第十三代：唐来绣、魏来成、贾来宾、刘来庆。

第十四代：魏复林、郭复祥。

第十五代：王本贤、梁本中。

第十六代：达合明、曾合典、杨合恒、彭合真、朱合瑜、杨合明、马合珍、王合兴。

第十七代：金教立、孙教林、李教元、罗教荣、段教顺、李教慧、周教成、李教镇、石教玺。

第十八代：康永会、杨永清、杨永瑞、姬永畅。

第十九代：刘元贞、余元吉、焦元乾、赵元善、马元海、任元顺、蒋元禄、王元慧、曾元庆、张元山、周元珠。

第二十代：马明成、张明山、王明尚、冯明禄、赵明成、杨明福、胡明清、赵明宣、丁明真。

第二十一代：李至陛、李至忠。

第二十二代：赵理臣、裴理亨、杨理镇、张理新、冯理全、韩理明、张理穷。

第二十三代：武宗贤、王宗贵、张宗仁、刘宗汉、张宗正。

第二十四代：雍诚仁、康诚亨、李诚方。

第二十五代：岳信清。

第二节　刘一明的仙话传说

在西北地区，民间流传的刘一明的仙话传说有很多很多。从笔者听到和看到的材料来分析，其中有些可能是民间有人耳闻目睹的真人真事，有些则可能是当地民众根据刘一明崇高的德行和功力、高超的医术和丹道而演绎出来的传奇故事。这里精选十一则，以飨难以深入西北民间的读者。

一　三遇纯阳吕洞宾

刘一明擅长医学技艺，卜卦星相，地理书画，在当地很有名气。许多达官贵人、富豪人家都想结识他。

有一天，徒弟禀报说，门外有一老道求见，刘一明问：老道何等模样？徒弟说：年过花甲，穿得破破烂烂，乱发垢面，刘一明听后说：你去告诉老道，就说我不在家，让他自找方便吧。徒弟告诉老道，老道听罢轻轻笑道：我几天跋涉，腰痛腿酸，又渴又饥，今夜我就住在你这里，看你如何？徒弟见老道可怜，就领到自己云房住下。老道坐定后，说他要喝茶，但一定要用刘一明的茶杯。徒弟无奈，只好要来师父的杯子，给老道沏茶。老道接到茶杯，也不喝茶，只将茶杯翻扣在一块石头之上。

晚上，老道同刘一明的徒弟同住一室。东方发白时，刘一明洗漱完毕来到徒弟云房，不见老道，只有徒弟。徒弟见师父来了，便迎上前说：老道刚走，茶杯扣到石头上取不下来。刘一明走过去一搬茶杯，茶杯里冻成了满满的一杯冰块，刘一明见状很是惊讶，心中暗想，炎阳六月，怎么会冻冰呢。他犹豫片刻，忽然有所醒悟：哎呀！洞宾爷仙体驾临，我求神仙，盼神仙，今天却把神仙错过了。当时他又急又悔，叫徒弟牵过马来，匆匆朝老道去的方面追赶。他见人就打问，都说前面刚刚走过去一位老道，可他就是追赶不上。一口气追了八九里，看不见老道的踪影。便勒转马头，失望地回到山上。徒弟见师父回来，上前接过马缰。刘一明又问徒弟，道长走时说了些什么没有？徒弟回答：没有说，只有门前墙壁上留下了一句词。刘一明一看是"吾来汝不在"五个字，刘一明长叹一口气说"我在您不来"，就回去了。

刘一明的徒弟叫唐阳琏，因为有点呆傻，人们都叫他"唐瓜子"，他在栖云山每天赶着一匹骡子从山下往山上驮水，数年如一日，不知辛劳。

自从他和那个老道同住一晚之后，变得懒惰起来。每天在山下把驮的水给骡子装好后，就躺在石头上睡觉，让骡子自己来回去驮，这骡子懂人事似的，将水驮到了山上，山上的人倒掉水，又从山上下来驮上山去，天天如此。这样过了数年，师兄弟们看见唐越来越懒，驮水又很舒服，就在刘一明的面前进了谗言，刘一明叫来唐阳璇说：你驮水已经几年了，现在你不要再驮水，搬到西山顶窑洞里去住吧！把那里打扫干净看守好。唐遵师父之命，就去山顶破石洞住下。整天掩门不出，从此人们又叫他"懒道"。师父见他实在可怜，过些日子叫别的徒弟送点豆面给他，就这样日复一日，年复一年，转眼度过了许多春秋。唐从山顶下来，想和师父在一块吃顿饭。师兄弟听见唐来了，就将碗藏了起来，告诉唐用斋没有碗，你到山顶去取碗吧。唐听后微微一笑，说：我吃饭的碗我知道放在哪里。于是，就从藏碗的地方取出了碗。师兄弟见一计未成，便又想出一个办法。说：唐师兄，师父想吃浆水，你到峡口去要吧。唐听说师父想吃浆水，就提上罐儿去峡口要浆水。师兄弟都乐了，这下叫他吃不上饭。西山到峡口走一趟，起码要一个多时辰，回来我们早把饭吃过了。大家一边谈一边做饭，饭刚做好，唐的浆水也要回来了。师兄弟不相信唐那么快能到峡口一趟，就派了两个人跑到峡口打问情况。峡口人说：是唐阳璇来要浆水的，师兄弟们把这事告诉刘一明，刘一明听后也不说话，只是点头。

这年秋天，其他徒弟都去化缘，刘一明把唐留在山上看守。一天用过晚斋，刘一明到朝元观门前散步，抬头望去，晚霞照红了山头，草木在霞光的照射下，更增添几分黄色，只有松柏郁郁葱葱，仍像往常那么青翠，年逾古稀的刘一明被景色陶醉，引起思绪万千，感叹曰："夕阳景色好，只是近黄昏。人生容易老，修道性难明。"

正在这时，前面过来一个人，打断了他的心思。

来人走到刘一明面前，口称道长，求借一宿。刘一明打量此人，衣破不遮体，手脸足有一年没有洗过，鼻涕眼泪，口唇破裂成痂，胸前生出拳头一块疮，疮口破裂，脓血外流，疮口能放进一个鸡蛋，不住地呻吟。刘一明瞧他脏烂不堪，身患疮疾，是个叫花子，无心留住，他对叫花子说：我的徒弟都去化缘，云房上锁，这里没有地方住。叫花子恳求道：给我点吃喝，随便住下就成。刘一明见他一再缠扰，很不耐烦地说：你去山顶上找我的徒弟，到那里住上一宿吧。叫花子见刘一明不肯留他，便转身走去。脚步踉踉跄跄，嘴里唠唠叨叨："叫花子，口饥渴，疮口痛，上下两口，要了自己命。"不住地念叨，爬山而去。这时候，唐阳琏也在外面转悠，他瞧见从山下走来一人，走到他面前要求住宿。唐看来人的形象二话没说，便领进窑洞坐下，来人请唐给他治疮。唐对来人说：我师父善医学，他会治病，这人说：你会治，你只用舌头舔我的疮口，疮就能好。唐想，若舔一下疮真好了，解除这人的痛苦折磨，也是出家人的一件功德，舔一下何妨？但看见流着脓血的疮口，心上一阵恶心。他又有点犹豫，后来又心想，不管别的，救人要紧，他眼睛一闭，舔起来，将脓血吐在地上。真奇怪！脓血从地下飞起又沾到疮口上。叫花子说：唐阳琏，你边舔边咽到肚里疮才可愈。唐一听要他将脓血咽掉，不由心中有气，可思来想去，为了挽救这一生命，他心一横把脓舔了咽下。接连舔了几口不但不恶心，只觉得清香爽口，浑身轻松舒畅。再看此人的疮，全然消失了。唐感到十分惊奇，此刻，叫花子说肚子饥饿难忍，要唐做饭吃，唐只有师父给他的一点豆面，再一无所有，做什么给他吃呢？只好把豆面搅拌成糊，滴成圪垯吧。做好了，二人一同用餐。叫花子吃得真香，正在吃饭间，忽然身边响起听醉人的仙乐，忽而在山谷回荡，忽而在空中飘扬。唐阳琏此刻只觉得自己随同旋律腾空而翔，快乐极了！这时来人起身对唐言道："尔修道功成，吾乃吕纯阳是也，明日你我再会。"说话间，不见影踪。

这天二更时分，刘一明也听见从外面传来一阵阵美妙的乐声。他侧耳听了一会，走出房门一瞧，音乐声再也听不见了。只听见山谷秋风飒飒。仰望天空，只有弯弯月儿与朵朵白云。他来到唐阳琏的住处，见唐盘膝打坐在莲台上，身子动也未动，眼睛未睁，嘴里说：明日一定要去化缘。刘一明听了心中很不乐意。就在这时，他身后跟着的小狗，爬上供桌舔油灯。刘一明本来在生气，便转身踢了小狗一脚，谁知小狗断气死了。

一月时间过去了，有一个到四川化缘的徒弟回来了，他告诉刘一明，在四川遇见唐阳琏领着小狗。唐叫把小狗带回来，可是小狗怎么也不肯回来！这时，他联想到那天晚上来的叫花子和出现的一切奇事，想起叫花子嘴里唠叨的话，他解悟出了其中的妙意。原来叫花子是吕祖爷化的，专来点化刘一明的，点化的话解开了是说："叫花子，口饥渴，疮口痛。上下两个口，要了！自己明。"吕祖两次点化刘一明，他误识真相，心中一时难宁。但唐阳琏已得道成真，他就搬到唐住过的地方去住，重新塑造了神像。从此，常年累月就在这里参悟修炼，感到也很自在，后来就把这个地方叫作"自在窝"。

有天夜里，刘一明做了个梦，梦中有位老翁说：混元阁殿堂供台上有一双草鞋让他去穿，刘一明在梦中瞧见果然有双草鞋放在供桌上。他非常高兴，伸手拿草鞋，草鞋变成了蝴蝶飞出殿门。他紧跟着追蝴蝶，一脚踩空掉下万丈悬崖。落地时面前站立一人，崖下面一具尸体，面前的这个人问：你认得我吗？刘一明回答：不认识。这人又说：尸体是你的肉身，这里是"舍身崖"，你舍肉身道成，假壳脱化，就不认识原来的肉体了。这人又说：我就是唐阳琏，奉吕祖之命来度你的，你跟我去吧。刘一明惊醒，原来做了个梦，回忆梦中情景一清二楚。第二天一大早，刘一明洗漱好了，衣冠整齐，到混元阁焚香供茶。就在这里，两只白鸽落到殿门槛上，他情不自禁地伸手去抓，白鸽缓慢地飞起，刘一明急步紧追，快到崖边，放慢了脚步，心想自己年已八旬，脚下不稳，这么高的石崖，会有危险。这时白鸽飞到崖畔落下，好像等待刘一明前来捉它。刘一明慢慢地凑过去刚伸手一抓白鸽，白鸽飞下石崖不见了，他没有捉到白鸽，这才松了口气，刚要起身要回，又发现在白鸽落了的地方有张表纸，他捡起一看，纸上有隐隐约约的字迹，上面写着："三度刘一明，修道图虚荣。今日身不舍，何年正果成。何足修哉！自了乎?"再念，眼前一恍惚，手里的表纸不见了，心里纳闷，他无精打采地坐在那里，一会儿神情平定了些，他联想起昨夜的梦和两只白鸽的情节，这才恍然大悟，追悔莫及。

原来，这一天刘一明知道有朋友来访，这些朋友都是当地达官富豪。他脑海里尽装着准备接待贵客的事，就把梦的事丢在脑后忘记了。因此，又错过了与神仙相会的良机。这时他忏悔道：神仙点化了三次，自己三次皆错过，仙缘太浅了。

从此，他与世俗断绝往来，住在自在窝静养精神，参悟妙道，清静修持，又过八载，终于坐化升天。

二　替徒弟付前世欠债

离栖云山不远的地方，住着一户姓郑的人家。他家的一匹老马产下个骡驹，四银蹄，白缠腰，长得十分膘壮，人们议论骡驹是"陆旋"转世的。陆旋是郑家的舅子，以前欠他家的债，后来去栖云山出了家，这笔债再没要回来。根据这件事情，大家都说是舅子转世来还债的。这件事很快传到刘一明道长耳朵，刘一明想弄个究竟。

这天，刘一明来郑家。郑家夫妻看见刘一明来了，就招呼到客房里坐下，一边倒茶一边问：刘道爷这么远来，是否有事？刘一明说：听人说你家产了个骡驹，人们都在议论，到底怎么回事？郑家夫妻就谈起事情的经过。

原来一年前的一天，郑家十二岁的儿子在屋檐下玩耍，看见大门外走过来一个人，儿子认识是他舅陆旋。陆旋没到房子里来就进马圈里去了，儿子以为舅舅去解手，可是等了很长时间不见出来，儿子跑来告诉老郑和妻子。老郑一听认为儿子胡扯，就训了一顿。儿子却肯定地说，是我舅我认识。老郑说：你舅出家死了，他还能到这里来吗？老郑和儿子一同到马圈一看老马产下个骡驹，确是白缠腰，四银蹄，活蹦乱跳。老郑想起他舅子在世的时候，常腰缠白带，白袜子。当时经儿子这么一说，也就产生了疑惑，觉得也可能是陆旋转世来还债的。奇怪的是，老郑的儿子很懂事，听说骡驹是他舅转世，就很爱惜。从不打不骑，出进牵拉。别人问：这么好的骡子不骑上干啥？孩子就说：不能骑，骡子是我舅转世的。后来就这样把话传了出去。

刘一明听了他夫妻的一番谈话，心里想，难道真是徒弟陆旋转世？他要去看一下骡子。郑家领着刘一明进到马圈，骡子听有人打开圈门，抬头一看，就从圈里跑到刘一明身边，用嘴吻了吻就不住地用头顶，嘴舔，眼睛里不住地流泪，好像是亲人相逢。刘一明用手摸了摸骡子脊背，便对骡子说：你若是我的徒弟陆旋转世，现在我走出圈门，你随后跟我出来，然后我可带你回栖云山，欠的债我替你付。说罢，刘一明从马圈里走出，骡子也跟着出去，并且紧靠在刘一明身边一步不离。

刘一明问郑家：我给你们还债，骡子让我拉回山去，你们看如何？郑家夫妻说：若是这样，债我们也不要了，骡子你老人家牵去好了。刘一明说：债不还不行，因为他是还债转世到你们家的。我替他还了债，你们之间的账债一笔勾销。说着，刘一明付了钱，拉着骡子回栖云山去了。

原来刘一明在栖云山道法高深，知识渊博，善于结交朋友，朋友众多，而且前来拜他为师做徒弟的也不少。其中确有个叫陆旋的。其人嘴甜舌快，脑瓜聪明，刘一明认为他很有心机，便收作徒弟。从此，教他学道规经典，教演练法器韵律。陆旋学得很认真，很快成为徒弟之中的佼佼者，几年过去，陆旋觉得学到很多东西。无人能与自己相比，认为师父已经上了年纪，师兄弟都不如自己的能耐大，将来山上的大权就归自己。可他心急气躁，等不到那一天，他便厚颜无耻地在师父面前要权。

他对师父说：你老年寿已高，精力衰退，须要清静调养，山上的事可以交给别的人办理。刘一明说：庙观事务杂乱烦琐，有哪个能替我担负这些责任呢？陆旋说：我比其他师兄弟学得精，道法深厚能干，师父你老人家还不信任弟子的才干吗？师父说：当然信，不过你还年轻，出了差错怎么办？陆旋听刘一明不给自己交权，暗暗气愤，却在表面上装出一副听话的样子。

刘一明看弟子很懂事，心里高兴，对他更加宠爱。陆旋知道师父很信任自己，从此变得狂妄起来，背着师父干一些不道德的勾当。师兄弟们知道师父宠爱着他，大家都不敢说他的不对。有天晚上，陆旋换上俗装，到附近一家小饭店和同伙吃喝，乱砸乱打，损坏了不少东西。店主人找上山去，要求刘一明赔偿他的损失。

师兄弟们知道陆旋干的坏事已暴露。以前大家敢怒不敢言，这下一齐拥到师父刘一明那里，说明陆旋这几年在山上胡作非为。要师父将陆旋驱逐出山门，挽回道门声誉。刘一明本无心赶走陆旋，一见徒弟一齐愤恨，只好把陆旋打发下山参访，暂避风头。

陆旋下山后，在外云游一个时期走了很多地方，捞不到好处，前思后想，感到还是栖云山好，念头一动，再回去吧。他请师父刘一明的朋友周旋，重新回到栖云山。

陆旋回到山上，恶习复发，仍然整天吃肉醉酒，狂妄逞能，见利妄为，不几年他在山上又弄了许多银子。一个夜里三更左右，他从云房轻步而出，出祖师殿后的崖坎下拨起土来，拨了很大一会儿，从土里露出个大包裹，他将包提出打开，里面全是银钱。陆旋当时兴奋地大笑，又将此包包了起来。正在此刻，他身旁突然出现两个凶神，一位浑身赤色，血盆大口，眼睛放射出两道火光；另一位青面獠牙，嘴里喷出一股黑烟，陆旋立刻吓成一摊泥，耳闻凶神似洪钟般地骂道："尔在家奸刁鬼诈，明骗暗盗；出家本应改邪归正，反而不守道规，干起伤天害理之事，死后要变畜生的。"他脑袋嗡的一声如同爆炸，昏厥过去，屎遗尿流。道友发现他躺在崖坎下面，过去呼唤，没有声音，就拖到房里，去禀报刘一明。刘一明看陆旋昏迷不醒，就给禳灾祈祷，书符灌药，陆旋慢慢又醒过来，向大家一五一十说明事情的经过。从此，他卧床不起，不久一命呜呼了。

陆旋死后投胎转世成骡子，刘一明领它回山后，在栖云山驮水不用人赶，经常从山下往山上驮水。栖云山几十座殿堂，都是这个骡子驮水建造的。建造刚一完工，骡子也就死掉了。道友们把骡子埋葬在山下。当地的人又掏出剥了骡子的皮，右腿的皮没有剥连在骨架上，后来骡子转世成人，这人的右胳膊长满毛，右手是驴蹄子。传说又在栖云山附近出了家，他出家在庙上，敲钟打鼓不用棰，就用右手的驴蹄子。

三　不用药为谢祥治病

宁夏固原县击壤村的谢祥，是刘一明的俗家密友，曾几次捐助银两，供刘一明修建道观。谢祥如此捐助有个缘由。

谢祥生于商贾之家，平日体弱多病。父母去世后，将家中事务和小店交付三个胞弟经营，自己到处求医治病。他拜过佛祖，求过菩萨，访过"神仙"，服了千万副中药，就是不见好转。后来到银川寻医，阎绣庵向其介绍了刘一明，就慕名寻访到兴隆山。

刘一明望闻切脉，见谢祥脉象沉细无力，舌苔边红中黄。问到病症，谢祥回答说，"平时经常头晕、容易受凉，饭后胃脘隐隐作痛，饥饿也疼，吃了谷面杂粮就疼得更厉害"。刘一明又问："平时都吃些什么药?"谢祥说："人参养荣丸、柏子养心丸、归脾丸、清热解郁汤、三建汤、桃灵丹等，还有些是各种汤头的加减。"刘一明说："我教你两套功法，你住在山上每日苦练，疾病不药自愈。"

从这天起，谢祥每天早起，站在地上，两眼微闭，平视前方，两足平行，与肩同宽，双膝微曲，含胸、收腹、直腰，两臂抬起，置于胸前抱呈椭圆形，口轻合，用鼻子自然呼吸，一炷香工夫后，搓手擦面、干梳头。吃过早饭，又坐在凳子上，两腿伸直，脚尖跷起，两臂抬起，置于胸前，抱呈椭圆形，心想空中太和元气，大约过了十天，肚肌内发热，手心发麻。

他去问刘一明，刘一明说：这是"立意"的结果，有了这个感觉，再进一步体会，叫"意守"，然后将热、胀、麻的感觉引导到前臂、上臂、肩、背、胸、腹、大腿、小腿、脚，叫"用意"。立意、意守、用意要相互为用。

谢祥又照此修炼了两月之余，觉得周身轻松，疾病全无，冷热饥饱胃脘均无病的感觉，心里十分高兴，便去栖云山找刘一明。初上栖云山时，谢祥歇了七八次，才喘着粗气到了自在窝，这一回，不知不觉就到了自在窝门前。

刘一明见谢祥病容消失，满面红光，满意地说："这是修行练功第一步，叫修命。从现在起，要想中丹田，将五行之气聚于中央土位，进行温养，温养时呼吸要轻微，似有似无，自己感觉不到。温养数月，再用意念将体内之气上引，修炼上丹田，这样便可修性，炼神还虚，成为陆地神仙，预知天下未来之事。"

谢祥回家苦练了一年，身处热处不知热。谢祥出于感激之心，就几次为兴隆山捐助修缮费用。谢祥寿终离世后，他的儿子谢思孝、谢思弟遵照他的嘱托，拜刘一明为师，学习内丹术，继续资助兴隆山宫观的修建。

四 隔山水根治乳腺瘤

榆中北山，地广人稀，缺医少药。人们患了病，或喝花椒，或用艾灸，或者请神驱鬼……

贡马井有个小伙子叫冬生，因为家贫，长年在会宁一财主家当伙计，到了年终赚得一斗（一百五十斤）杂粮赡养父母。财主家有个姑娘叫十月，喜欢冬生忠厚老实，常给冬生帮忙。相处三年，一天，十月直愣愣冲出一句话："我跟你过日子。"冬生按照十月的意思，就请厨房做饭的刘婶当媒人。没料到，第二天清早，十月的父亲就站在堂屋台阶上骂道："叫花子吃了我家几年饭，吃饱了还想拐我的姑娘，没撒泡尿看看你那副穷相……"十月连忙出来劝阻："爹，谁家的老汉大清早骂人？"老人又转脸骂十月："你要跟上这个叫花子，我就砸断你的腿，滚！"十月用袖子抹了把眼泪，"滚就滚！"在门口拉上冬生，一口气直奔贡马井冬生家。

一年后，十月生了个胖儿子，一家人三世同堂，日子过得穷中有乐。谁想到十月左侧乳房上长了个疙瘩，一天大似一天，一天硬似一天，艾灸、祷告都不见效。无奈，冬生翻山越岭来到兴隆山，求教刘一明。

刘一明正在"自在窝"阅读经书，一看冬生来的方位和时辰，就算出了冬生的来意，直率地说："小伙子是否为治媳妇乳腺瘤而来？"冬生说："正是！"刘一明说："你家在哪个方向？"冬生指了指北山最高峰。

"那是鸡冠子梁，朝东一点就是贡马井。"刘一明也用手指了一下，向东方发气，"回去吧！你媳妇的病已经好转了。"

说着，刘一明双手在胸前抱了个太极，将意念集中于手掌，"小伙子，你伸手来！"

冬生伸出手，刘一明往冬生手上一按，说："你捏住手，一路不要松开，回去将手中的东西放在你媳妇的疙瘩上！"

冬生只觉得手里像捏着一团火。下了山，天已发黑，想在山下求宿一夜，又怕夜间睡觉松手丢了东西，只得连夜返回贡马井。到家时，正是四更天气，冬生用头顶开麻片门帘，进入窑洞，叫过媳妇，将手放在十月的乳房疙瘩上。十月说："怎么这样烫，像火一样！"过一会冬生问："还疼不？"十月说："今日傍晚就不疼了，你摸摸，疙瘩没有了！"冬生一摸，果然没有了，心里一激动，扑通一下跪在地上，朝着兴隆山的方向叩头说："刘爷老神仙，老天爷保佑你长命百岁！"

五 几句话治了一村病

刘一明在重修兴隆山道观期间，常去兰州阿干镇和苑川河一带募化。走到哪里，就在哪里行医治病，很受群众欢迎和信赖。大家都愿意出钱出粮，修复名山胜迹。

一天下午，苑川河下游的金家崖村路边上，几个准备下田的老汉坐在树下聊天。得坤爷说："我这几天怎么老觉得心口疼？"得强爷说："这几天吃了饭肚子胀，嗳气，打嗝。"另一个老汉就说："那是吃多了，撑的……"正说着，刘一明背着褡裢走了过来。大家招呼"刘爷"坐在田埂上，就向他说起自己的病症来。

刘一明切了两人的脉，说道："这是吃生冷食物和辣椒太多，加上喝酒，使脾胃受损而引起的，只要不是剧烈疼痛，就不必吃药。

我教你们一个功法，早晚练上几天就可痊愈。"说着，站起身来，边做示范，边介绍要领。

刘一明说，"两脚平行站立，含胸、拔背、收腹、松腰、双手慢慢由两侧向腹前合拢，两手掌心相对，再将掌心转向腹部，将左手虎口置于肚脐，掌心放在下丹田；将右手掌心重叠在左手背上。先用口呼，后用鼻吸，一呼一吸共三次，将双手慢慢分开，手背相对，手指并拢，慢慢向中丹田合拢，到中丹田翻手画弧，再手背相对，慢慢向中丹田合拢，共三下，便先迈左脚向前走。左脚放平时，左手摆到中丹田，右脚放平时，右手摆到中丹田，用自然呼吸，将口水分三次咽下，咽到喉头时，双脚站平，暂停迈步，一路走着，心想身外物体，停住脚步收功时，左手放在中丹田，右手放在左手臂，以中丹田为圆心，向左转三圈，向右转三圈，稳在中丹田，然后三呼吸，睁眼。"

刘一明示范做了两遍。老汉们回去后又互相传授。这样，一传十，十传百，苑川河下游连续几十年再没有患胃病的。

六 取泉水根治眼病

嘉庆十八年（1813）六月，宁夏固原县县令利用庙会的机会，到兴隆山来拜访刘一明。

这天，云龙桥前面戏台上演的是西北小曲《卖水》，穿黑衣的李彦贵挑着水桶进一步退一步地走动，穿绿色坎肩的丫鬟芸香拿着扇子边扭边扇，听不见唱词，只听见三弦在嘣嘣作响。不远处，有个卖武艺的敲着铜锣，念念有词："刘备关张赵子龙，四人桃园结弟兄，张飞矛枪点日月，关公单刀八面风……"这边鼓声未息，那边锣声又起。一个耍猴的，那老猴夺去了鞭子，两只小猴爬上耍猴的脊背、肩头，拼命撕打……

县令穿过熙熙攘攘的人群，来到西峰之巅的"自在窝"。但是，刘一明不在这里。道徒说："师父近来住在禅寺沟狐魂殿，要找师父，就请到那里去找吧！"于是，县令下了西山，穿过庙会人群，到了狐魂殿。见到了刘一明。

县令说："贱内眼疾久治不愈，今日特来拜见炼师，寻求仙方？"

刘一明问眼疾的症状，县令说："疼痛、怕光，流泪。眼球上有个红色小包。"

刘一明说："尊夫人是否得过风湿病？"

县令回答说："得过，不过现已痊愈。"

刘一明就说："这是巩膜病，多因风湿引起，容易反复。"随即告诉县令从人："明天，你去县城买个新瓦罐。"

第二天，从人提着瓦罐，刘一明陪同县令一起上了东山。一直走到玉液泉旁停住脚步，让从人用罐子在泉中打水。那从人爬在泉口，将罐子放进去，总是够不着水面，直到身体快要栽下泉口去，还是够不着。刘一明淡淡一笑，蹲在泉口，接过瓦罐，口中念道："泉中水，水中仙，仙在水中水上天，道人要水水仙应，瓦罐取水罐自满"，随手往泉中一舀，瓦罐里便盛满了水。

县令和从人惊讶不已，躬身作揖道："今日有幸，得见仙长！"

刘一明说："老爷请起，道衲只是一个修炼学人，并非仙家。取水同钓鱼一样，只要聚精会神，着意而引，泉水自然入罐。"又从丹房拿来一包茶叶，对县令说："这是一包本山山梅茶，请尊夫人熏蒸双眼，而后将茶喝下，一包茶叶喝完，眼病自然痊愈。"

县令将茶叶包递给从人，从人扯开纸包，所见都是曲卷的树叶，便同瓦罐一同带回了固原。

过了一月余，忽然县令带着一群人，抬着用青布遮盖的匾额，上了兴龙山。刘一明听到道童通报，下西山，登东山，到了玉液泉边。县令见到刘一明，急忙作揖："老神仙茶到病除，内人已安然无恙，真是奇人、奇方、奇效。"刘一明陪同县令，二人共向玉液泉上方的关圣帝君行三跪九叩大礼。随着一阵鞭炮声，县令掀开匾上黑布，亮出一面蓝底金字的巨匾，匾上书有"天宝玉液"四个大字。

七　治乳蛾千里摄熊胆

清水驿有个赵家岔，村里有个老汉赵吉祥。赵吉祥家里老两口在家务农，生有两男一女。老大在外村教书，老二在县城山西人药店"冉文号"当"相公"。姑娘刚满十八岁，尚未出阁。

一天，姑娘从舅家回来，累出一身汗水，便从缸里舀起一勺凉水，咕咚咕咚喝了下去。第二天早晨起来，只见姑娘两眼通红，脸色发青，直指自己喉咙，说不出话来。老两口让姑娘张嘴，朝嘴里一看，看见喉咙红肿成一块。老两口急了，分头一个去找阴阳师，另一个去县城买药。"冉文号"掌柜让买一钱麝香回去喝，赵吉祥胡乱掏出二两银子，让小儿子包了一钱麝香，拿回家中，就让姑娘喝了下去。过了片刻，姑娘满面通红，慌乱不安。赵吉祥又去请阴阳师。那阴阳师刚从县城回来，听了赵吉祥的叙述，说道："你怎么能胡听那些卖药人的话。乳蛾发作，那是火，麝香喝下去，便是火上加火，你是不要姑娘的命了，还是咋的？快回去给姑娘灌点浆水，解解药性，就往兴隆山我师父刘爷那儿送！"

赵吉祥将姑娘送到兴隆山"自在窝"时，已经是二更天了。刘一明掌灯一看姑娘喉咙就说："这是乳蛾急发，顶多一天一夜就会气绝身亡，除了针灸，最好是服熊胆丸。"于是，立刻拿出六根银针，聚丹田之气，将气引向手指，在两耳下各扎三针。

在用针的时候，刘一明为难地说："这病最好能服熊胆丸。这熊胆丸是由山豆根和熊胆配制的，我这里只有山豆根，没有熊胆。熊胆在甘肃只有秦州的药店里有。秦州离这里有近千里路，骑马来回少说也得好几天！"

赵吉祥听说，扑通一声跪在地上，"刘爷，求您想想办法，一定要救救我闺女！"

刘一明心想：早年云游武当山，道长曾传授我摄物之法，我以此为旁门，从未使用，今日何不试试？便扶起赵吉祥说："我帮你想想办法吧！"

刘一明上了炼丹楼，取出一张平时包药的麻纸，放在手心，闭目静坐。约莫半炷香工夫，睁开双眼时，麻纸上果然放着一撮青绿色物质。刘一明一嗅，正是熊胆，拿过戥子称了一钱，放在石臼中，又称了五钱山豆根，也倒进石臼，捣碎后，在石臼中倒了一些凉水，用木棍搅匀，再用手捏成绿豆粒大的药丸，包在麻纸中，下楼拔掉姑娘胫部银针，问道："怎么样？"

姑娘说："不咽唾沫不疼！"

刘一明掌灯再看姑娘嘴里时，咽部乳蛾明显缩小，中间有了指粗的空隙。接着，便将药丸包交给赵吉祥，交代说："早晚各一丸，放在舌上嘬化，再徐徐咽下。"

从此，刘一明千里摄熊胆的故事就在兴隆山悄悄传开了。

八 苏宁阿古稀拜恩师

苏宁阿是宁夏将军兼甘肃提督，满族人，自从接受汉族文化后，最欣赏的就是我国古代的儒家经典《周易》。嘉庆六年（1801），他在兰州五泉山听刘一明开坛讲《易经》，刘一明从卦爻的阴阳结合，谈到万物的生化过程；从阴阳变化谈到万物的可变性；从阴阳内外，谈到人的五德与五行的关系，说："易为变，世间任何事物都是变化的。易经有易理易法，谓易理者：天文、地理、人事；所谓易法者：预测、练功、医疗、风水……它是阴阳易位、虚实转化的总规律。

先天八卦以乾坤为南北，离坎为东西；后天八卦以离坎为南北，震兑为东西。不论卦序如何排列，都是阴阳相对关系。阴阳相合即天地相合，男女相合，心肾相合，精气相合。天地合则生万物，男女合则生儿女，心肾合则五脏通融，精气合则强身健体。离属火，外实内虚，外阳内阴；坎属水，外虚内实，外阴内阳，取坎填离，就是取坎阴之阳，以补离阳之阴，呈泰卦。泰者，顺也，万事亨通；身体血充气足，康泰无恙……"一席话，苏宁阿听得如痴如醉，没想到一个栖云山的道士学识如此渊博。待刘一明讲完，苏宁阿便请刘一明到将军府做客。

交谈中，苏宁阿和刘一明二人互问了籍贯、年岁之后，一同讨论《周易》。突然，刘一明问道："将军的脊背是否发胀，不知已有多久了？"

苏宁阿惊异地回答道："是有点胀，道长如何得知？"

刘一明说："我见你肝大，并且下有阴影。"

苏宁阿曾经听说，开了天眼的人能看到人体的内脏，也能预测数日之事。据说孙子、扁鹊、诸葛亮等就能看到别人不能看到的东西，只是自己一直无缘亲眼见到这样的高人。他想：悟元道长是否已经开了天眼，自己曾得过痨疾，问问他，看是否能说准，就说："道长看看，在下还有何疾？"

刘一明半闭双眼，静坐片刻说："看你左肺上面有几个白点，想是你曾经患过痨疾？"

苏宁阿听了，大吃一惊，赶忙站起身来，躬身一揖道："道长所言极是。本人一生仰慕汉族文化，崇拜仙道，今日愿皈依门下为徒！"

刘一明说："将军既然慕道，可以在家修炼。只要道心坚定，同样得登天仙。"苏宁阿自称俗家弟子，一心要拜刘一明为师。刘一明说："将军长我几岁，道衲安敢为师，今后咱们以友互称，切磋道法便是。"

从此，刘一明称苏将军为"痴道人""老大人""老将军"，苏宁阿称刘一明为"悟元道长""悟元炼师"。来往走动、互通书信。

九　开天门冯道脱幻身

刘一明一生有三百多名弟子，其中一名叫冯阳贵，山西人，十三岁时由父母送其从道。

冯道刚来兴隆山时，整天干的是打扫殿堂静室，劈柴担水等杂活。干完之后，冯道就坐在静室诵读经书，研究内丹学说，苦练性命双修之功。不几年，冯道便将《道德经》《阴符经》《周易参同契》《悟真篇》背得滚瓜烂熟，说起道家功法，什么胎息、布气、静功、六字气诀法、昙鸾服气法、止观法、六妙法、黄帝内视法、墨子行气法、太清调气法等都说得头头是道。师弟兄们都喜欢他，师父刘一明也器重他，经常在其耳边口授练功秘要，使冯道功力增长很快，晚上要吹灭灯火，只用意念不动身体；早晨要燃点香时，双手举香而香自燃。有人求签，他只要一看签词，就能说出了前因后果。所以，请他解签的人都夸赞说："冯道说签，就像看到的一样。"

冯道二十六岁时，刘一明心想，弟子天性聪慧，如果再开了天门，便可以广知天上、人间、地狱三界之事，还有助于增加名山灵性，造福一方。于是就给冯道开了天门。

天门一开，冯道变了。整日睡觉，不好好诵经，不干活，不练功，道兄们以为他病了，端来道门最好的鸡蛋面，他爬起身来吃完又倒头便睡。一天，有个道兄叫他去香火田里锄锄草，他没吭声，身子一打转，将后脑勺对准道兄。道兄气走了。于是，人们给他起了个外号叫"懒冯道"。

刘一明不大相信弟子们的传言，有一天坐在床头观察一阵，见其气色正常，呼吸均匀，脉搏浮沉有力，忍不住训斥说："好端端的小伙子，得了个'懒'道号，自己觉得如何？我都替你害臊！"

冯阳贵回答说："过不了几年，洋人入中原，大清江山都要完蛋了，当道士诵经焚香种香火田顶啥用。"说着，又打起了呼噜。

刘一明后悔自己为冯阳贵开了天门，但有什么用吗？已经开了。有人劝他废了冯道的功夫。刘一明说："废人家十几年修道功夫是缺德的事。"说完就将冯阳贵送到峡外的孤魂殿当住持，早晚焚香，收留屈死在野外的孤魂野鬼。

冯阳贵还是不动手焚香、点烛、敲钟。到时候，人睡在热炕上，只用手甩一下腰带，殿堂的香烛自燃，钟磬自鸣。

孤魂殿没有厨房，吃饭得沿峡向上走二三里路，到西峰下的洗心亭，厨房的道兄们由于讨厌他，从不通知他开饭时间，有时早开一个时辰，有时迟开一个时辰，可是冯道每次不迟不早，饭熟即到。

吃完饭，冯阳贵回孤魂殿去，道兄们指着他的脊梁骨骂道："没出息，就只有厚脸皮！"刘一明劝道："骂也无益，这是他的造化，也是他的悟性好于你们。练功修行，得道先后，全在于自己的悟性。"

徒弟们问道："什么叫悟性？"

刘一明说："悟性就是天性的灵性，也叫慧根。人要在十六岁以前修炼气功，就可以使先天慧根不失，加上后天所学带来的智识，便合成了人们所说的智慧，智慧合一，就能预测未来，早识天机，做出别人想象不到的事来。"

过了不几天，冯阳贵捎来口信，让师父到孤魂殿去。可是当刘一明赶到时，冯阳贵穿着新道服，端坐在正殿神龛前的香案上。鼻孔里流着两串液体，据说服食坐化者的"鼻垂"，可以成仙。刘一明急忙喝道"弟子等我！"但是冯阳贵已经不应声了，"鼻垂"也回吸不见了。

第二天，刘一明练完功，诵完早晨功课经，刚要下山安排埋葬冯阳贵的事，峡口村有人气喘吁吁地赶到"自在窝"，对刘一明说："昨天傍晚我从兰州回来，在阎王沟碰到懒冯道，他说他临走时忘了将孤魂殿的钥匙交给你，就让我带来了，并一再叮咛我，叫我今天一早就交给您，免得误事。"说着，在缠腰的口袋中掏出钥匙。

刘一明接过钥匙一看，正是自己亲手交给冯阳贵的那把钥匙，后面拴的还是当年孤魂殿竣工设醮时制幡剩下的那一小块绸料。[①]

十 刘一明修道：榆中兴隆山流传的神奇传说

有"陇右名山"之称的榆中兴隆山，早已为人们所熟知。然而，看到风景容易，认识大山真面目却不易。

兴隆山距离兰州市区六十公里，其海拔二千四百米。古时候因"常有白云浩渺无际"而取名"栖云山"，很早就有"陇上名胜"之称。这座山也是一座道教名山，自古以来众多民间传说在大山内外流传。据说，西周时，这里就已成为人们凿洞修行之地，到宋代，廷议大夫李元一心修道，后听说湖南有个同道秦保，于是两人相见，相约修道。他们就分别改名为秦致通、李致亨，四处云游修行。后来，秦李二人来到榆中兴隆山朝阳洞进行修炼，这个山洞也就被人们称为"仙人洞"。

不过，在这些众多的修道之人中，有一人不能不说，他就是清代的著名道士刘一明，他不仅大力整修了兴隆山，而且在兴隆山上行医治病，救人无数。如今，人们津津乐道的陇上清代著名书画家

---

① 本节编写时，曾经参考了张文玲《道学家刘一明》第六章和无聊子撰写的内部资料《兰州道教概况》，多有采纳。

唐琏就是刘一明的弟子。时光倏然，百余年后，刘一明和他弟子在兴隆山的事迹，已经变成了兴隆山上众多的传说之一。

今天，就让我们聆听岳兴文（笔者注：文中注明是榆中县本土历史文化、民俗研究者）讲述兴隆山的故事。

刘一明修道，将悬崖边的山洞，作为自己的住所

在榆中的民间说起道士刘一明，或许有人不知道。但要说起兴隆山的"刘爷"，却是妇孺皆知。在民间，乡亲们对德高望重的长者，对一方水土发展有贡献的人士，对扶危救困的仗义之士，往往以"某爷"来称呼，所以，在民间人们说的"刘爷""李爷"，是一方百姓对他们所作所为的肯定，和家族无关，与岁数无关。这也能看出我们榆中人对"刘爷"的尊崇之情。

说起兴隆山的传说，就要说到刘爷。刘爷名刘一明，刘一明道号悟元子，又号素朴子，生于清世宗雍正十二年，是山西曲沃人。在交通不便的年代，他是怎么到了兴隆山的呢？这里面还有一个故事：据说在乾隆十八年时，刘一明到甘肃探望父亲，看到榆中兴隆山一带山水相连，风光旖旎，就有了留在这里修行的想法。不过这时候，他还年轻，修道的想法也只是个愿望。后来，他在读《吕祖传》中黄粱梦一节之时，遂产生出尘脱俗的念头。这样，他就开始了四处游历，增长见识，开阔视野，他游历到了很多地方，其中西北的甘肃、陕西、宁夏、青海等地方都有他的足迹。在游历中，他渐渐坚定了修道之心，先后拜龛谷老人和凤翔齐丈人为师，皈依道门。

清高宗乾隆四十四年（1779），他再次来到甘肃榆中兴隆山。这时，他视野开阔，阅历丰富，知识渊博，想起曾经的愿望，最终决定，在兴隆山上驻足。此后的几十年里，他在兴隆山完成了道教著作二十二种，募化修建了灵官殿、洗心亭、三清殿等六十二座建筑，

最终形成了今天兴隆山道教丛林。

在兴隆山上刘一明居住的地方，非常有特色，号称"自在窝"。"自在窝"在兴隆山西峰雷祖殿南侧山弯中石洞内，存放着各种书籍、雕版，是"刘爷"著书、诵经、修炼处。据说，那里也是考验人心的地方。

原来，通往"自在窝"的路非常险峻，人们取了一个名字叫"舍身崖"。所谓"舍身崖"，原称"炼真岩"，通过艰险的山路来考验，修道之人是否有心志，心志是否坚定。路是非常狭窄的，就是一条羊肠小道，宽不盈尺，下为百米山崖，稍有疏忽，就有性命之忧。

现在人们觉得，他将读书居住地选在这里，其实是为了避免一些人打扰。果然，修道之人想法就是与众不同。

冯道人，用几根树枝，便引来了山泉水

刘一明在兴隆山四十余年，不仅募化修缮恢复山间建筑，更在这里弘扬传播中国传统文化作为自己的要旨。别的不说，刘一明本人就有着非常高超的医术，他编写过《眼科启蒙》《经验奇方》等多种治病救人的医药书籍，而他在兴隆山，培养出的弟子就有三百多人，在缺医少药的年代里，这可是一件不得了的事。

不过"刘爷"的弟子虽多，但真正出名的却只有三人。民间传说，他们是"懒冯道""脏康道"和"唐爷"三个弟子。这些年，我在兴隆山周围进行过一些寻访，不少人给我讲过故事，说起流传在兴隆山的刘爷的故事，那是滔滔不绝。居住在马衔山山脚石古岔的单万成，当时虽然七十八岁了，可他说起"刘爷"和弟子们的故事，那是精彩纷呈。

"懒冯道"的故事是这样的："懒冯道"名叫冯阳贵，山西人，十三岁时父母还愿送其从道。刚到山上他非常勤快，每天不是打扫殿内外，就是劈柴担水。干完这些活后，找一个静室诵读经书，研究内丹学说。果然，几年后，他的学问大为精进。不过，人却变了一个样，他整日睡觉，不诵经，不干活，不练功，不去香火田里动一铲一锄，不上山打柴。一句话，啥都不做，于是就给他送了一个外号"懒冯道"。自然，这样也就遭受到其他人的白眼。

山上，开饭的时间是固定的，几十年不变。"懒冯道"总是在开饭时到，一点也不懒。不过有人就恶作剧了。有几次，就故意把开饭时间变了，或提前，或推后，却不通知冯道人。谁知，"懒冯道"却将开饭时间把握得非常准确，不迟不早，饭熟即到。这下，大家觉得他有点道行了。不过，还要试一试。于是，火工把"懒冯道"的吃饭碗藏了起来，看你这次有啥高招。果然，他还是揣着饭碗来了。

有一次，刘一明外出募化很久才回来。看到师父来了，"懒冯道"非常高兴。刘一明说："渴了想喝口水。""懒冯道"说："师父您待在这儿，我给您去端水。"这下奇怪了，这人变勤快了。工夫不大，冯道人端了一碗水进来说，"师父，这是太白泉的水"。太白泉远着呢，半个时辰回不来。于是，刘一明故意打翻水，再要一碗。他跟到后面偷偷看，原来冯道人端碗到院子里，找了几根树枝一接，水就来了。据说，后来冯道人就坐化成仙了。①

帮助了一个老人，唐琏便学会了医术

而"脏康道"，名叫康阳全，巩昌人，他常年不洗脸，起早贪黑，读书钻研医学，为人治病，别人给他酬金，分文不收。民间传说，他是在某一年"六月六"修成的。第二天，道友们去找他，发现"脏康道"已经坐化。桌上留着他的偈语："多积德行善，少烧香磕头。"

可见，刘一明教育弟子，依据性格，各有不同的方法，所谓因材施教就是如此。他的第三个弟子，就是清代甘肃著名书画家唐琏，

---

① 在本书第四章第二节故事一《三遇纯阳吕洞宾》以及张文玲《道学家刘一明》和无聊子撰写的《兰州道教概况》等书中，讲的故事说的是唐琏用道法很快从很远的峡口取来了师父刘一明要吃的浆水，与此文讲的冯阳贵很快从太白泉端水回来略有出入。

刘一明的画像、墓志铭，都出自唐琏之手。

不过，在民间传说中，唐琏是和刘爷同时学道的。故事是这样：刘一明在没有成道之前，叫悟元子，他虽一心向道，可却迟迟成不了正果，只能暗自着急。

一天，山上来了个叫花子老头，要在刘一明修道的地方借住一夜。不过这个老头，也太不讲究了，破棉袄沾满垢痂，一双鞋早已破得不成样子了，还流着鼻涕。刘一明不愿意别人打搅他的修道，就拒绝了老人的要求。就在这时，唐琏上山来了，他问老人家有啥事。老人不要吃，不要钱，也不说住宿的事。唐琏追问他要啥，老人说："要娘娘的簪子两双，南海水晶装两筐。"这下，唐琏惊呆了，这到哪里去找。可是，老人却笑眯眯地拉他进了唐琏的房间。

于是，两人交流了一夜，唐琏学到不少真传。第二天，唐琏送老人下山。谁知，老人却半山腰冲天而起走了。刘一明赶紧问唐琏，原来这就是龛谷老人。此后，刘一明就搬到山崖上的岩洞里，读书修炼，苦心钻研医术，后来终于修成正果。

这些流传在兴隆山的民间传说，虽然带着神话色彩，但却反映了人们心中的愿望。故事里的事说是就是，说不是就不是，是也不是。不可当真，不可细究，但故事中的行善积德、扶危济困、勤奋好学、苦心钻研精神，却是永远值得人们学习的。①

十一　观音化身老婆婆，刘一明师徒分仙桃

老婆婆卖桃扰下棋，刘一明将其撵走

这年夏天的一天，晴空万里，天气炎热，混元阁上清风爽快，

---

① 此文引自兰州晨报记者王文元发表于 2016 年 10 月 31 日《每日甘肃网》的文章，网址：http://culture.gansudaily.com.cn/system/2016/10/31/016484901.shtml.

满院馨香。刘一明聚精会神地在这里下棋，徒弟们看师父下棋情趣正浓。这时候从山下走来一位老婆婆来到混元阁，粗布衣着，斑花头发蓬乱，满脸皱纹，汗流如洗，手提竹篮，走到下棋的跟前。"卖桃，谁吃桃"？一声吆喝，围观下棋的视线都投向卖桃的老婆婆。她又叫："桃甜新鲜，谁要买桃！"

这时刘一明抬头瞥了一眼，又继续下棋。旁边的徒弟围上来，看了看篮子里的桃子，垢泥疤痕，没有好桃，都摇头不买。她把竹篮提到刘一明面前，口称："道爷口渴了，买几个桃子润润口吧"？刘一明举目观瞧，又看了看桃子，摆摆手说："我不买，你提走吧。"老婆婆说："您老人家买几个桃，我给您便宜点。"嘴里不住地嚷嚷，搅得刘一明下不成棋，他生气地叫徒弟将她撵走。

唐阳琏见老婆婆行如云飘，猜测是仙家

卖桃的老婆婆被刘一明的徒弟撵出混元阁门外，她顺道下山而去。就在围观下棋的徒弟中，有个名叫唐阳琏的，发现老婆婆行如云飘，走路不留足迹，他心念一动，这可能是位神仙！随后追下山去。眼看就要赶上，可总是相距这么远，一直追了很远的路程，老婆婆见后边有人追赶不舍，方才停住脚步。唐到她跟前时已上气不接下气。

七块钱买七个桃子

她问唐：你买桃子吗？他回答：是，我要买桃。她说山上桃便宜无有人买，现在我这桃子贵了，一个桃一块钱，你还要否？唐说：一块钱我也要。老婆婆放下竹篮，数数桃子共七个。她问：桃子七个你能要完么？唐将衣装里的钱全掏出点数，刚好有七块钱，够买七个桃子。老婆婆收了钱，把桃放在唐的衣襟里。唐抓起桃子就吃，又脆又嫩，香甜味纯，当想起给师父留时，七个桃只剩下两个。再看老婆婆，已无影无踪了。

早知这么好吃的桃子，我全买下有何不好

唐回到山上，拿出两个桃子请师父吃，刘一明问："你追那个老

婆婆买桃去了?"唐回答:"是。"刘一明看了一眼桃子,说:你自己拿去吃,我不吃。徒弟说:"这桃子不好看,可好吃了,师父吃一个尝尝吧。"刘一明见徒弟诚心诚意的孝敬自己,便说:"那好,你就放在那里。"唐放下桃子转身走了。刘一明拿个桃子,长满疤痕。可又心想,徒弟追到山下买来桃子,如果不好吃,他不会拿来给我,思想着尝了一口,噢!味道非常好,的确味美纯厚,清香可口,嘴里念叨着,就把两个桃子全吃了。桃子下肚,顿时浑身舒松,大脑清醒,心内觉得非常愉快。他自言自语地忏悔道:"早知这么好吃的桃子,我全买下有何不好呢!"

徒弟吃桃得观音指引,终得逍遥安乐

唐吃了五个仙桃,腹不饥口不渴,回到自己的窑洞,上禅盘膝一坐,天到二更,朦胧之中进入梦乡,卖桃的老婆婆提着破竹篮,又出现在他的面前,言道:"吾是观音,尔吃了桃子,与仙有缘矣。善哉!善哉!"唐急忙喊老婆婆,再买几个桃子,声音出口,自己梦中惊醒,揉揉眼睛,仍盘膝打坐,他这才意识到是菩萨点化。此刻,精神舒松宁静,道性开悟。终日盘膝静坐,炼养性命,逍遥安乐,什么身外之物都不贪,不争,不图。别人不识真情,骂他是瓜子、懒道。可师父刘一明对他刮目相看,相得益彰。[①]

第三节　刘一明的历史地位及其影响评价

要全面而中肯地评价刘一明在道教发展史上的地位及其作用,必须明确刘一明所处的时代背景,并且必须把他放在道教历史的坐标中去看待。

从时代背景而言,从清太宗皇太极在明崇祯九年(1636)灭掉

---

① 原文转自腾讯道学,亦出自《中国道教》,作者紫林道人。

明朝称帝算起，一直到宣统三年（1911）清朝灭亡。其间清朝共计经历了276年。清朝的社会发展，在初年由于连年战争，社会生产力遭到严重破坏，经济萧条，人民穷困。清圣祖康熙继位以后，采取了一系列稳定社会、发展经济的措施。加上清世宗雍正和清高宗乾隆继续延续了康熙的事业，于是形成了康雍乾三朝的盛世。不过从乾隆朝的后期开始，清朝逐渐走向衰落。嘉庆和道光时期，农民起义连续不断，军队腐朽，财政困难。刘一明一生历经雍正、乾隆、嘉庆、道光四朝，他的事业正是处在这个逐渐走向衰落的时候。

清入主中原，缺乏治理泱泱大国的经验，因此从清世祖顺治开始就一直强调要学习汉族的政治和文化，还推崇理学作为官方哲学。这和明朝完全不太一样，明朝时期一共有十六个皇帝，除了末代的崇祯帝之外，其他的皇帝都是道教迷，特别是还出了个狂热信奉道教的嘉靖帝，离都城比较近的湖北武当山就是在明朝那会儿被皇帝们发展成了皇家道场。尽管如此，作为一种在政治上笼络汉人、维护社会稳定发展的手段，清初顺治、康熙、雍正三朝，对道教从表面上看还略有重视，并为了更好地进行统治加以利用，所以，按照明朝惯例还是依旧封赠了江西省龙虎山天师府的正一大真人，并令其掌管天下道教。例如，顺治帝先后召第五十二代天师张应京入朝觐见，敕封其为正一嗣教大真人，并命其掌管天下道教事，给一品印。后来到了第五十三代天师张洪任入觐，又遵照惯例袭封大真人，并且像前朝一样取得了赦免本户及龙虎山上清宫各色徭役的特权恩惠。为了利用神权进行有效的统治，从而弱化当时汉人的反抗进行同化，康熙皇帝还曾经命令龙虎山天师府第五十四代天师张继宗到五岳祭拜，祈福禳灾，求雨治河，还特意授给光禄大夫品级。

但是，由于失去了皇权的强力支持，到了清代，道教就没有宋朝或者明朝那么得势了。清廷对于汉族的宗教信仰一直保持疏远态度，清廷的内廷祭祀沿用满族自古就信奉的萨满崇拜和藏传佛教的相关仪礼，对于汉地佛教和道教都十分冷淡。只有雍正时期共十三年有些不同，因为雍正帝信佛，也信道，并且对佛道二教的领袖也都给予礼遇，佛道二教才得到了一些适当的发展。当时由于雍正帝早在青年时代就非常喜欢阅读道家和佛家的宗教文化典籍，所以后来在宫中养着娄近垣、贾士芳、张太虚等当时的高道，雍正帝看中佛道二教，是因为他认识到儒、佛、道三教学说具有本质上的一致性，他认为儒释道三教理同出一源。认为"道教炼气凝神与儒家存心养气之旨不悖"。据历史记载，早在雍正五年，第五十五代天师张锡麟就入京觐见，并且依照前朝惯例授予大真人名号，授光禄大夫。特别是雍正皇帝晚年多病的时候，特意于雍正九年征召龙虎山正一道士娄近垣入宫，设坛做法事道场，并以符水治病有验，因而大得皇帝欣赏，因此被封为妙应真人，赐给四品龙虎山提点，又专门拨官银修葺龙虎山宫观，置买香火田数千亩，就连娄近垣撰《阐真篇》也被选入了雍正帝所编的《御选语录》。

但是，这一时期刘一明似乎没有赶上，雍正帝死后，从乾隆时期起，清廷对于道教的防范和限制，越来越严格。道教，不论是全真派或者正一派，处境也越来越困难了。

刘一明时代的道教，正处在低潮时期。这个低潮时期有三个特征：一是"仙踪不振"，指社会对道教信仰不关心、不热心，道观的香火不旺盛，道士的生活难以维持，道观的修葺不够及时。二是"玄风颓敝"，指道门总体上出现凋敝，庙观年久失修，信众香火缺乏。道士不按时早晚课以及各种科仪，规诫执行松松垮垮。三是"逸绪无承"，指道教传承中断。由于后继人才缺乏，以至于师父找不到继承的弟子。道士流失，或者道士不称职，导致宗派湮没。

刘一明一生几乎云游遍了华北和西北地区许多道观，目睹了道教衰败的惨状。他最后抵达栖云山的时候，已经是四十五岁了。栖云山山势脉来马衔，向对虎邱，双峡锁水，四兽有情，景色非常美丽，于是刘一明决定在此地修行。但是由于明末兵火战乱，年久失修，栖云山上道观殿宇破漏，神像剥落，有的已经倾颓，只留下殿堂的基础。山上路径险恶，树枝攀扯，水冲成沟，登山行走十分艰难，更不用说庙宇的衰败程度了。刘一明面对如此败落状态，要想恢复栖云山从而修复名山的旧貌，实在是谈何容易。

刘一明恢复修建栖云山，正是从修路开始的。《会心外集》卷上有《游栖云后山》诗称，"杖藜到后山，满路茨枝攀。火速磨镰斧，来春一概删"。① 第二年，即乾隆四十四年，刘一明收拾了镢镰斧锹等工具，正式到山上修路，干了起来。当时，有兰州来的相识善人来访问。刘一明就对善人说："神殿将倾，善人若发诚心修补，功德莫大焉。"善人就对刘一明说："道人若肯烦心，吾愿成就。"于是，鸠工庀材，一气完成，焕然重新，神妥人安。山脚下还新建洗心亭小院，招待来山道人早晚起居。其时，刘一明已经四十七岁了。

到了乾隆四十五年，刘一明又想远出云游。栖云山的信众就拦住他，不让他离开。据《素朴师云游记》称："有善信数人问师曰：'道人何不重开此山，以复古迹？'师曰：'予游方道人，有何大力？且怕烦心。'善人曰：'此乃大功大行之事，道人若行，吾等募化，并力成之。'师初未允，因其再三恳强，出于诚心，不得已而应之。明年大开旧基，量地建造，一时各处信士，发心领疏者，不约而合。"从这段记载可知，刘一明当时身边围绕有一大批信众，并且获得了信众们完全的信任。因此，刘一明要外出，信众就竭力挽留。刘一明要修建栖云山道观和胜迹，信众就鼎力支持。刘一明的信众，不仅有甘肃栖云山本地的，还包括宁夏、陕西和甘肃各地来的。例如，栖云山有白云窝，位于朝阳洞右侧的峭壁间。现在还可看见三十厘米大小的"白云窝"三字刻在耸立的岩面之上。白云窝背崎峭

① 《会心外集》卷上，《藏外道书》第8册，第671页。

壁，面临幽峡，中午暑气升腾，顺壁而上，窝四周云雾缭绕，景象美妙异常。可以猜想，当年一定是刘一明为修道人建造的修炼场所。这个白云窝是在清乾隆五十一年，由固原信众谢祥及其弟谢祯、谢禄、谢福捐资修建。固原不在甘肃，而是在宁夏六盘山北侧。固原信众前来参与栖云山的建设，正是刘一明密切联系信众，在信众中具有崇高威望的明证。

《素朴师云游记》说道，刘一明听从了信众的挽留，"起建三清殿，黑虎殿、五图峰、均利桥、牌坊道房。其工方半，忽遭撒腊作乱，兰城人民受害，所化布施，俱皆落空，钱粮无出，暂且歇工，师遂赴兰。明年三月，仍赴栖云，远方募化，方得完工。乾隆四十七年告竣，时年四十九岁矣"。

从刘一明开始修建栖云山，到经过多年的全力经营，最终在栖云山建成了殿宇楼台亭阁六十二座，完善了二十四景，使栖云山蔚然成为名副其实的西北道教名山。其中有栖云峰混元阁、雷祖殿、朝元观（初建于宋代）等建筑，总称栖云仙阁。因为雨后山峰楼阁时隐时现于变幻莫测的云雾中，仿佛神话中的"蓬莱仙境"，故有"小蓬莱"的美称。更为重要的是，他的努力使西北地区全真龙门派的传承得到了恢复，并且以栖云山为基地使得西北道教在低潮时期获得了新的蓬勃发展。

从道教发展的历史坐标而言，刘一明的丹道炼养思想是在道教内丹学整体发展的大背景下形成的，其中作为宗教理论，虽有刘一明的亲证与体验，但其思想作为内丹学历史发展的一个环节，有其深厚而源远流长的思想渊源。追溯其思想背景，有助于我们理清刘一明丹道思想的来龙去脉及其传承影响。

肇始于唐末五代，兴起于金元的道教内丹学，到了清代道教虽受到朝廷政策的压制，其社会影响力日渐式微，但其教派教团的发展和教义教理的融合却始终没有停止过，在刘一明的时代稍前，内丹学已出现了东、西、南、北、中五派。

金丹派南宗由紫阳真人张伯端创立。张伯端继承钟（离权）吕（洞宾）、陈抟的丹法思想，并将其与老子清静无为的思想、禅宗明心见性的思想和理学正心诚意的思想融为一体，以阐述"达本明性之道"，形成了性命双修先命后性的独特修炼思想。张伯端著有"可与《参同契》并传不朽"的内丹学经典《悟真篇》，另有《青华秘文》《金丹四百字》等。

金丹派北宗由金元时期的王重阳（王喆）创立。北派全真道继承钟吕丹法，兼摄儒佛，创立了性命双修，先性后命，外修真行、内修真功的独特修炼体系。而全真道以丘处机、尹志平为首的龙门派又是最为兴盛。到元代时，南北合流，这尤其体现在南派门人陈致虚的《金丹大要》一书中。

金丹道中派由元代李道纯所创立。李道纯本为南宗白玉蟾门人王金蟾的弟子，南北合流并入北宗后，大力调和两派思想。著有《中和集》《三天易髓》。至清代有黄元吉著《乐育堂语录》承其思想。

东派丹法由明代的陆西星所创立。著有《方壶外史》等，讲求男女双修之术。东派后有傅金铨著《性天正鹄》强调心性在修道中的重要性。而清代雍正年间四川乐山人李涵虚以陆西星的后学自居，吸收东派，著《九层炼心》等，创立了丹法中的西派。

东西南北中几派经元明至清的交锋融合以及长期发展，经过种种历史的机缘，最终大浪淘沙，至明清时只有全真道龙门派一枝独秀。龙门派在清初由第七代律师王常月"中兴"，势力大增。王常月著《龙门心法》（又称《碧苑坛经》），融摄三教，强调持戒、修性、转心。龙门第八代弟子明末伍冲虚（1573 — 1640）著《天仙正理直论》和《仙佛合宗》，清初柳华阳（1736 —?）著《金仙论证》和《慧命经》，二人创立了以炼精化气、炼气化神、炼神还虚为修炼次第的伍柳派，影响深远，广为流传。

刘一明正是在这样一个丹法思想纷呈、龙门派中兴的背景下，结合其亲身体悟修炼建构了一个融摄三教，兼顾南北几派，以宇宙论、生命观、修炼思想为主体的庞大的独特内丹修炼思想体系。

对于刘一明在道教发展史上的地位和作用，这里，我想引用教外著名学者和教内得道高道的一些权威评述予以说明。

教内得道高人的评价，我们来看和刘一明同时代的，同为全真龙门派第十一代的著名高道闵一得在《古书隐楼藏书》中参证刘一明的《修真辨难》时，他对刘一明的丹道评价非常之高。闵一得在《古书隐楼藏书》中参证刘一明的《修真辨难》，详细写下了自己的亲身体验。他在"内外药物"一节的参证中说："所论内外我他，点极明白，学者知所事矣！乃更慈示两层内外药，尤为难得。以后阶级，从可追寻。慈哉！慈哉！是书之出，道宗之运可重振，未审学者知晋追研否？"在对"他家我家"参证道"悟元子示，直破万重黑暗，有功玄学非细"。在"真正首经"一节中写道："快哉斯辩！如老吏之定爰书，一字不可移易。取以悬诸国门，孰敢道一'否'字？即此一篇文，定必昇作神仙领袖。"又感叹道："噫！自好若悟元子，而学问造至此，宇宙虽大，求如悟元子心德，岂有二三种子哉？驻世神仙，乾隆嘉庆间，驻有几尊？而悟元子不得一遇，今生所恨。不解真不解，识此聊以自警云。"在对于"伏炼九鼎"一节参证时说："辩极通明，有功玄学之作。"在对"天罡信息"一节参证道"此一论，学者当诚奉作宝则，乃是天神神秘之道。悟元子慈泄乃尔，吾为学者佩感无涯。"在"上德下德"一节中写道："论辩极精，古人罕道，非身体力行，穷究数十年，不知辩也。"他认为刘一明的丹道著作论辩极精，不是一个身体力行的练功者几十年的认真研究，是不会辨别这些关键丹功要法的。参证"子午卯酉"时说道"慈哉！斯示也。竟将身历玄秘和盘托出，寿诸梨枣。古哲

所未能泄也，悟元子竟乃尔。可谓后学焚香顶礼，谢天谢地；整肃
衣冠，望空稽首；再申虔谢，以告得见是书者之幸。噫！《阴符经》
'天人合发之活子活午'，万卷丹经曾泄否？吾律宗天仙戒授，乃口
口相传，悟元子且以寿诸梨枣。自刊之后，是乃天授，道宗之运转
矣！得是密得者而敢傲忽乎？"在"生死有无"一节的参证中闵一
得从一个练功之人的角度道出了实情："谈道谈到此，世有几人？非
不知也，不肯言也。"刘一明功法之深与对普天下练功者的一片至诚
之心由此可见一斑。更为难能可贵的是，练功悟道比刘一明高深的
人或许存在，但是当时的道门对此是秘不可言，"非不知也，不肯言
也。"在"先后坎离"的参证时他说道："议论精确。能知领会个中
功诀跃如也，深得古人授受之妙。"在"尽心穷理"一节时说道：
"《修真辨难》全部阐发古哲欲发未发处，数不胜数，有功玄教之
作。真不愧全真龙门一代宗师也。余学问较之悟元子，岂仅小巫见
大巫已哉，是余真实语，笔以告夫同志云。"[①] 刘一明则将自己十几
年练功亲身体验的玄秘功法"和盘托出"，为后学者造福无穷。因而
闵一得大呼此书能够重振道门，应该悬诸国门，应该被升作神仙
领袖。

　　我们很多人可能对于闵一得还不大了解。闵一得（1749—
1836），为清代著名道士，嗣龙门光大者，注重学术改革教派，于当
时南方影响甚大，实为一道清流。名苕勇（敷），原名思澄，字谱
芝，又字补之，号小艮，派名一得，别号懒云子。世为吴兴（今浙
江）人望族，龙门派第十一代传人。闵一得约于乾隆末年去官归吴
兴，修真金盖山，并主持该山教务，从事著述。他隐居金盖山四十
余年，闵一得的内丹以修性为主，性中兼命，也兼言命术，其说颇
不同于诸家。撰有《古书隐楼藏书》，清嘉庆年间撰《金盖心灯》

---

① 《藏外道书》第10册，巴蜀书社，第270、277、277—278、283、286、288页。

八卷，以纪传体形式记录龙门派第一代至第十四代一百余人的生平事迹，因《钵鉴》《钵鉴续》等书的佚失，成为研究龙门派历史的重要参考资料。

同为领袖的内丹功法西派的李涵虚于道光二十七年（1847）读到悟元子刘一明的《无根树解》时深受其启发，因而也将自己的注解写出并名其为《无根树二注》。李涵虚在文中赞道"悟元出处语真灵，先把吾家主意存。山人照本宣真诀，度世宏开不二门"。

至于教外学者，著名道教学者卿希泰在《中国道教史》（修订本）第四卷第十一章《道教在明后期至清嘉道间的衰微》第七节《全真龙门派在东北、西北的传播。刘一明及其所著〈道书十二种〉》第四卷中对刘一明作了高度的评价，他说："刘一明是清中叶的高道，他邃玄教，精易理，擅养生，长医术，是当时著名的内丹家，医学家，养生家。"并称其"撰著了大量有关易学、内丹和医学的著作"。并在该书 155 页到 181 页用了 26 页内容从四个方面对刘一明的思想作了极为详尽的论述和评价，认为刘一明的思想包含有：以先天真一之气为道生万物之中介的宇宙观；以道心制人心、五德代五贼的人性论；先命后性、循序渐进的内丹说；三教融合的修道论。卿先生的分析和评价是极为中肯的，它将有助于我们深化对刘一明思想的认识和研究。[1]

卿希泰先生在《中国道教思想史》中也讲，"在清代道教思想领域，刘一明在理论上是比较有建树的。他既有内丹修炼的实证体悟，又有较强的理论思辨能力。研究道教思想史，刘一明是不可回避的"[2]。

中国台湾国学大师南怀瑾在《禅海蠡测·唐宋元明清情形》中

---

[1]　卿希泰主编：《中国道教史》（修订本）第四卷，四川人民出版社 1996 年版，第 155—181 页。

[2]　卿希泰主编：《中国道教思想史》第 4 卷，人民出版社 2009 年版，第 45 页。

对刘一明评价颇高，他说："宋元以后，所谓道家者，大抵皆举南（张紫阳）北（邱长春）二派丹道之学。然丹道学术，与昔来道家或道教，迥然有别，学者不能不察。及乎明清二代，于南北二派之外，异宗突起，诸说纷纭，其中较著者，乃有西派东派之谓。或主单修性命以为宗，或主双修阴阳以为宗，要皆祖崇吕纯阳，合四派之流，统不外于吕祖之支分焉。清代学者颇多，而以乾嘉道学之著者刘悟元（刘一明字悟元子）、朱云阳（朱元育）二人为其翘楚。刘朱道学，皆出入于禅，尤以刘悟元之说理修炼，纯主清静，力排文士诸说，参合佛理要旨，于丹道法中，又别创一格。其人羽化以后，肉身尚存于甘肃成陵朝元观。……刘悟元著述十二种，清虚平实，力扫方式积习，俨然开佛知见。尤以其名著《修真辨难》一书，持论笃实，足为丹道式范。"又在《我说参同契·第七十六将》里提到刘一明《西游原旨》时评价道，"我叫大家看《西游记》，我这个教育法古怪，我们新出一部《西游原旨》，要看悟元子（指刘一明）真人的批句，好极了，什么秘密都说了"。[①]

与中国道教有着密切联系的学者李养正在他的《明清道教识略》中对刘一明作了最高的评价，他说："在清代最引人注目的道教内丹炼师和学者是乾隆、嘉庆年间的道士刘一明。""他继承和发展了全真道清修派的理论和方法，颇具有宗教思辨性。"他"是当时我国西北地区全真龙门派的第十一代宗师"。李养正最后在文末总结道："刘一明可以说是总结了全真清修派的理论与丹法，是清代道教中突出的神仙学家。"[②]

道教学者朱越利在他所编的《道教问答》中，说刘一明"在这种三教合一的道本体论指导下，刘一明阐述的金丹理论，既包括修

① 南怀瑾：《禅海蠡测》，复旦大学出版社2002年版，第219页。
② 李养正：《道教经史论稿》，华夏出版社1995年版，第205、206页。

炼精气神，又包括'明善复初'，即遵守封建伦理道德。"①

　　著名学者任继愈在他所编的《宗教词典》中对于刘一明的哲学和丹道思想予以了较为详尽的论述，由胡孚琛主编的《中华道教大辞典》对其评价道："长期居住甘肃兰州栖云山，设坛传教，著书立说，成为清朝乾嘉时期全真道龙门派的主要代表人物。"②

　　胡孚琛在为《栖云笔记》所作的序言中称，"刘一明历雍正、乾隆、嘉庆、道光四朝，终身访道和实修，著述甚丰，特别是《道书十二种》久已被丹家推重。……其实刘一明之丹法精要平实，其一生访道求法的经历又真确可寻，正是内丹学研究不可多得的史料。……刘一明的丹法虽讲先命后性，但仍偏重性功，命功未至究竟。命功的究竟，就是要炼化色身，以成命宝，这是丹道不同于禅宗之处，也是修持中最难得七返九还之功。"③

　　书目文献出版社出版的《道书十二种》对刘一明的著作的评价是"是书为道教养生学的集大成之作。作者以其性功命功两方面的深厚功底为基础，从理论入手，著《周易阐真》，发挥《参同契》之精华，详述丹功要领，融合各家，贯通正教"④。

　　中国道教协会理事、著名内丹修炼专家王沐在为1990年由中国中医药出版社出版的《道书十二种》所作的序言中，也对刘一明给予了高度评价："道教学者刘一明适逢其会，成为此中最具代表性的革新派杰出人物。""一明少即慕道，毅然舍弃了万贯家财，出家为道士。……又经其个人的勤修苦练，功理与实践的相互印证，创获良多。终使他在性功命功两个方面，都突飞猛进，臻上乘境地。他

① 朱越利：《道教问答》，华夏出版社1993年版，第262页。
② 胡孚琛主编：《中华道教大辞典》，中国社会科学出版社1995年版，第482页。
③ （清）刘一明：《刘一明栖云笔记》，孙永乐评注，社会科学文献出版社2011年版，第2页。
④ （清）刘一明：《道书十二种·神室八法序》，羽者、祁威、于志坚点校，书目文献出版社1996年版，第1页。

在当时，可称一代宗师；在我国的养生史上占有着显赫地位"。又情不自禁地服膺其著述，"一明的才艺岂知一端：他邃玄教、精易理、擅养生、长医术，并且著作等身"。对于《道书十二种》中不同篇章的评价，王沐先生说道："《道书十二种》为道教养生学的著名经典，价值极高。作者从理论入手，著《周易阐真》，发挥《参同契》之精髓，详述丹功与周易的关系，并辅之以图，探其胜义。作者最服膺的是《悟真篇》，往往以张伯端的口诀作为自己著作的基础，而且解释确切，融合各家，贯通正教"。王沐先生是内丹修炼专家，他认为刘一明的整个丹功，是以《书经》中的"人心惟危，道心惟微；惟精惟一，允执厥中"十六字心法为依据的。而悟元子刘一明的创造性在于，"往往启水火铅汞之旧名词，而创一系列的新术语，如道心、人心；真知、灵知；良知、良能；真性、灵性；比比皆是，足见其受儒家思想影响之深"。我们在前面已经多次提到，道教功法在刘一明之前已经形成了东西南北中五派，那么刘一明的功法更加接近与哪家哪派呢？王沐先生自然深谙其术，"而其功法，重在守中，与中派近，要点在'玄关一窍'"。最后，王沐先生对于悟元子刘一明总结道，"总之，刘一明为道教功法的改革者，清修派传人。其立论纯正无邪，全真嫡系。他继承了钟吕派、龙门派的优秀传统，又能在此基础上，迈进了一步"。对于《道书十二种》这本著作，王沐先生认为"总览全书：义理绵密而弘深，全自经验得出；妙语连珠以隽永，直揭丹家三昧"。足可见悟元子刘一明的著作既能深刻揭示道家功法奥秘，又能够语言生动文采飞扬并准确传达思想主旨，其在道教史上具有继往开来、开拓创新的重要地位和创造精神。①

王沐还在另一本著作《道教与养生》中又一次高度评价了悟元子，"刘一明《道书十二种》，出入儒释，另创新词，说清修派之丹

---

① 王沐：《道书十二种》，中国中医药出版社1990年版，第2页。

法，亦极透彻"①。

牟钟鉴主编的《道教通论——兼论道家学说》一书中写道："刘一明的内丹学体系较为庞大，亦具有南北二宗丹法融合的特点。……他在内丹诸多理论问题上的阐发，都比前人之说有所深化、精致化。……刘一明述内炼理论虽较深入细致，但对内丹炼精化气的具体方法，言之犹显隐晦，不似伍、柳那样显豁。"②

陈兵指出，"（刘一明）撰述之富，内丹学体系之庞大，在清代道士中堪称第一。刘一明的内丹学继承宋元南北二宗传统，并融摄理学，对内丹理论颇多发挥。……他阐述内丹具体修炼方法时虽较隐晦，但对内丹理论阐发的全面深入，可谓超出于清代内丹学诸家"③。

刘仲宇在专著《刘一明学案》中明确指出，"刘一明在清代全真派中，实属数得上的人物，尤其是乾隆、嘉庆时期，从内丹思想功法的阐释而言，几无出其右"④。

刘宁在专著《刘一明修道思想研究》中总结道，"（刘一明）虽未提出崭新的修道理论和方法，但他对内丹各派进行了系统的梳理，对各重要丹经认真研读，集各家之长，形成了一个宇宙观、生命观、价值观、丹道论等各方面均有所阐述，体系完整庞大，逻辑严谨的修道理论体系，可谓修道理论之集大成"⑤。

尹志华在《清代全真道历史新探》中对于清代各家进行了详细的研究，他指出，"刘一明在著书阐道和修庙兴教两方面都做出了卓越贡献，堪称龙门一代宗师"⑥。

钟肇鹏在《道教小辞典》一书之"人物"之中收录有刘一明的

① 王沐：《内丹养生功法指要》，东方出版社2008年版，第15页。
② 牟钟鉴主编：《道教通论——兼论道家学说》，齐鲁书社1991年版，第576页。
③ 陈兵：《道教修炼养生学》，陕西师范大学出版社2015年版，第325页。
④ 刘仲宇：《刘一明学案》，齐鲁书社2010年版，第23页。
⑤ 刘宁：《刘一明修道思想研究》，巴蜀书社2001年版，第1页。
⑥ 尹志华：《清代全真道历史新探》，香港中文大学出版社2014年版，第236页。

详细词条。①

　　由中国人民政治协商会议兰州市委员会文史资料委员会编纂的《兰州人物选编》中，在《兴隆山道士刘一明》一文中对于刘一明做了重点介绍。该书明确讲道："（刘一明）清代著名道士，是甘肃省唯一列入《宗教辞典》和《辞海》中的道教人物。""刘一明又是道教全真派的第十一代传人，陕、甘、宁、青道教界的主要代表。也是哲学家、书法家。他的道教哲学思想，继承了全真教龙门派的传统，发展了道教全真龙门派儒释道三教合一的思想。其特色是从佛教、儒典到历史、医书等，广采博集，融汇成体，从世界观的高度上为道教立论，并升华为宗教哲学。他具有较高的思辨哲学理论，是甘肃道教史上、也是中国道教史上最著名的宗教学家、哲学家。"书中还指出："刘为兴隆山道观的修建维护和发展，起了重大作用，为今天兴隆山的旅游事业创造了条件。"他"历时 35 年，修建了道观、庙宇、宫殿、亭台楼阁七十二座，使兴隆山盛极一时。他为筹集修补、兴建庙宇及道徒衣食费用，亲率道徒在峡口新庄沟开拓荒地一百二十五亩，购买水地五十四亩，旱地四十四亩，作为'香火田'，种植粮食及药材，以供自养。"对于他的高超医术和济世救人，书中讲"刘精于医术，专长眼科，擅熟针灸。……他乐善好施，普救众生，在陇右颇孚众望"。②

　　关于《西游原旨》这一部刘一明一生倾注了最大心血注解写作的洋洋洒洒的以丹道养生的角度来解释《西游记》的大作，历来是众说纷纭，莫衷一是。由于当时《西游记》的作者署名为全真道龙门派的"丘处机"，民间也流传说"丘祖一梦作西游"的说法，于是刘一明祖师就热忱地想把祖师的这一著作加以诠释宣扬借以弘法，竟然前后耗时十年，花费大量的人力、物力、财力在山上兴师动众印刷注解唐僧

---

①　钟肇鹏：《道教小辞典》，上海辞书出版社 2001 年版，第 64 页。

②　李荣棠、郭扶正等主编，赵世英：《兰州人物选编》，兰州大学出版社 1993 年版，第 34 页。

取经的《西游原旨》。据说刘一明亲自跑到靖远县选购木质细腻柔软适合雕刻的梨木运到了山高路远的兴隆山，并且延请雕版工匠雕刻大部头的《西游原旨》印刷版。据了解，雕刻印刷用的木版比活字版印刷要费事得多，一定要先将原稿的文字写在纸上，然后反贴于木版，之后才一刀一刀的按反面字迹用刀镌刻。如此费力费时的雕版印刷，亏得祖师刘一明坚忍不拔，刻版的匠工也是极有毅力，前后历时十年，印刷工程才得以竣工，终于在清初的乾嘉年间在兴隆山上正式开工印刷《西游原旨》了。费尽心血的祖师刘一明还特撰对联一副抒怀：

欲人人为圣贤书刊十载从今了却终身愿
要刻刻擒乌兔火炼三铅自此重开满洞花①

从留在兴隆山西山腰的"藏经洞"和"藏版洞"的面积大小来推断，当时《西游原旨》的印量不少，流传很广，在一百多年以后的民国时期，鲁迅先生读到后在他所著的《中国小说史略》里涉及《西游记》时，还特意说到"悟元道人刘一明"自著自印的这部书。② 值得一提的是胡适对刘一明认为《西游记》作者为丘处机的说法也是提出了自己的观点。刘一明认为，这本书主要在于阐明三教一家之理，传性命双修之道。"在释则为《金刚》《法华》，在儒则为《河洛》《周易》，在道则为《参同》《悟真》。故以书中以西天取经故事，发《金刚》《法华》之秘，以九九归真，阐《参同》《悟真》之幽，以唐僧师徒演《河洛》《周易》之义。"③

---

① （清）刘一明：《刘一明栖云笔记》，孙永乐评注，社会科学文献出版社 2011 年版，第 110 页。

② 参考《榆中与丝绸之路的故事》一文，网址：http://www.sohu.com/a/17474459_129497.

③ （清）刘一明：《道书十二种》，羽者、祁威、于志坚点校，书目文献出版社 1996 年版，第 499 页。

对于刘一明耗时十年的大作评价总体很高。虽然有上海师范大学古典文学教研室的郭豫适、简茂森在 1972 年为人民文学出版社出版的《西游记》前言中对于该书极尽阶级色彩的评价，"过去悟一子（指清代著《西游记真诠》的陈士斌）、悟元子（指刘一明）之流却穿凿附会地把《西游记》说成'谈禅'（谈论佛理）'释道'（阐释道教）的书，反动学者胡适又把此书说成是'玩世主义'，这些都是歪曲、抹煞作品的社会内容和意义的唯心主义谬论"。鲁迅先生在《中国小说史略·明之神魔小说（中）》中评价道："评议此书者有清人……悟元道人刘一明《西游原旨》（嘉庆十五年序），或云劝学，或云谈禅，或云讲道，皆阐明理法，文词甚繁。然作者虽儒生，此书则于游戏，亦非语道，故全书仅偶见五行生克之常谈，尤未学佛，故末回至有荒唐无稽之经目，特缘混同之教，流行来久，故其著作，乃亦释迦与老君同流，真性与元神杂出，使三教之徒，皆得宜附会而已……"[1] 但是绝大多数评价都是积极肯定的。《西游记气功全书破译》一书之中从丹道养生的角度给《西游原旨》以很高的评价。《西游记气功全书破译》一书讲道："其实《西游记》是一部气功修炼的专著，并非是我们的发现"，作者认为到了明代末年，由汪象旭、黄太鸿评点的《西游记》，就公开称之为《西游记道书》，清初康熙年间的学者悟一子陈士斌就对《西游记》进行气功破译并称之为《西游真诠》，"继之其后的乾隆年间学者刘一明悟元子先生，在悟一子破译的基础上，又进行了更全面更深刻的破译工作，并称其专著为《西游原旨》……"在历述了对《西游记》进行丹道功法破译的历史的基础上，作者对于刘一明该书评价道："其《西游原旨》一书，写作最早，而刻版行世最晚，可谓是先生一生心血所在。故其将修炼之秘诀，明示于字里行间；得道之门径，叮嘱

---

① 鲁迅：《中国小说史略》，东方出版社 1996 年版，第 131—132 页。

于文章之内。传道度世，先生虽非天下第一；苦口婆心，古来未多见。细读《原旨》金丹心法明明和盘托出；再看《西游》，百回小说竟然修炼程序。字无虚下，语不轻发，怪书！绝书！真天下第一奇书也！继绝学，开后世，传心法，布道种，诚千古一脉真传，万世弘法道典，能不贵之宝之，潜心研习乎？"① 这段评价最后的落款是"丙子年六月索隐斋主人悟真子孙国中识"。

刘一明对前人著作的阐述诠释，创造发挥，自成体系的思想理论在当时和后来对于道教界起到振聋发聩的作用，其思想理论，不仅名贯西北，而且与饮誉南方的傅金铨齐名并称，所谓"南傅北刘"成为道林的一致评价。诚如刘一明亲传弟子、清代兰州著名书画家唐琏在其羽化登仙之后所立塔上的《恩师刘老父子赞》中所赞之曰：

> 以灵悟彻太玄，一志掀翻后先。
> 混俗和光住世，逍遥自在随缘。
> 栖隐云山演道，阐真四十余年。
> 三教圣人密旨，洋洋发泄精研。
> 劈邪扶正功大，警世度迷愿坚。
> 有功不自居德，功德洵无际边。
> 行完名注紫府，传诰顺时承天。
> 羽化金蝉脱壳，崇山筑塔长眠。
> 噫！道气长存于宇宙，慈云普覆于大千。②

刘一明的思想在海外也引起了关注，日本学者宫川尚志在 1979

① （清）陈士斌破译，孙国中辑校：《西游记气功全书破译》，团结出版社 1997 年版，第 1 页。

② （清）刘一明：《刘一明栖云笔记》，孙永乐评注，社会科学文献出版社 2011 年版，第 278 页。

年 9 月在瑞士苏黎世举行的第三次道教研究国际会议上提交了论文
《刘一明的哲学——道教精神修炼之研究》。作为甘肃省唯一列入
《宗教词典》和《辞海》中的道教人物,影响很大,其作品之中有
《悟道录》《金丹四百字解》《象言破疑》《周易阐释真》等被翻译成
了英文在美国出版。

附 录 1

刘一明创建的甘肃兴隆山宫观
田野考察报告

 甘肃兴隆山道观据目前可考资料最早建于东晋十六国，可谓历史悠久。但真正的中兴并名扬天下，几乎完全可以说是刘一明在雍正乾隆年间一手创建的。它既是著名的旅游胜地，又是具有悠久历史的道教名山。本文主要根据田野调查资料，拟从地理位置、现存石刻碑文、主要宗教建筑物、历史和现状四个方面，对兴隆山宗教宫观的状况作一个具体的报告，以期对刘一明的丰功伟绩和深刻思想以及祖师创建一方道教名山忍辱负重开拓进取的思想精神能有一个全面深入的了解。

一　地理位置

 号称"陇右名山""兰郡胜景""洞天福地"的兴隆山位于甘肃省兰州市榆中县城西南七公里处。兴隆山坐落于黄土高原的最高峰马衔山脚下。山上几十道清泉潺潺流下，在山腰形成清泉两眼，称"金龙池"。水流自北向南，形成东西二山，对峙而立。东面现称东山，古称兴隆山，又称争秀山；西面现称西山，古称栖云山。东西二山中建云龙桥相连，其桥其名均为清代全真道龙门派一带宗师悟元子刘一明所立，取有云有龙，息息相连之意。水流在山脚入口处形成瀑布。兴隆山既为旅游胜地，树木葱葱，多为常绿针叶林，被古人誉为"瀚海中的绿洲"；又为道教名山，宫观众多，香火兴盛。

康熙二十六年编修的《金县志》记载："兴隆山即争秀山，树林蔚秀，禽鸟飞宿，上建殿阁，曾素神像。每岁六月，四方瞻拜焚香……"又写道："栖云山，对峙隆山，高峰耸立，山径崎岖，上有殿阁。昔秦致通李致亨二仙人修炼于此……"山上的石刻碑文和宫观庙宇以及仙话传说，对于文化和宗教研究具有一定的价值和意义。

二 现存石刻碑文

笔者曾经多次到兴隆山进行田野调查，发现了一些时间比较近的，还没有收录进一些相关文献的兴隆山石刻碑文资料。祖师刘一明为了化缘布施修建兴隆山上一些宫观庙宇，进行一些设施的修建和维修，以及为了供养山上的道士而发布募捐书倡导捐钱购买香火田等的记载或者募捐疏，在《栖云笔记》卷二传序类之中收录的祖师刘一明撰写的相关修建宫观的记载分别有：

《重阳洮阳东山老君庵幕疏序》
《重建兰城西关礼拜寺幕疏序》
《重建凤凰岭东岳行宫募疏序》
《重修栖云山朝元观山门募疏序》
《重开栖云山朝元观募疏序》
《创建栖云山三圣洞募疏序》
《重修玉皇行宫募疏序》
《兴龙山灵官殿购买香火地募疏引》
在卷三书记类之中，收录的祖师刘一明撰写的相关记载分别有：
《重建栖云山朝元观记》

《栖云山香火地记》

《重修兴龙山玉皇行宫记》

《创建栖云山三清天真元坛诸殿记》

《迎善桥记》

《重修迎善桥记》

《栖云山朝元观新开新庄沟山坡地记》

《重建兴龙山关帝阁水火楼记》

《重修洮州莲花山记》

《谢氏善工记》

《重修清水驿北关帝庙记》

《兴龙山记》

笔者经过田野调查之后，还发现了晚近一些的类似的募捐修宫建庙筑桥或者购买香火田的记载碑文十一通，一并整理如下，以便后人了解研究兴隆山宫观建设历史和发展变化情况以及祖师刘一明生平修观建宫大德善行。

（注：原来碑文之中部分字体是繁体写法，今为方便读者计，特全用简体。并为方便读者，涉及年代时注出公元纪年时间。）

1. 重建洮阳东山老君庵募疏序

宣圣云："非其鬼而祭之，谄也。"盖以非有功于世者而妄祭之，非是妄想求福，即是冀图消罪。凡此皆祭所不当祭，均谓之谄耳。如太上老君者，乃有功于世之圣人，人人所当祭之而弗替，不可谓之谄，所以报功也。考之故帝王设立守藏史，择其有道德者，掌三皇五帝之书籍，其书即《三坟》《五典》，乃帝王授受相传之道脉，秘藏内府，不流人间。老君为商武丁时人，周西伯时为守藏史，武王时为柱下史，至宣王时又为柱下史，周凡三就焉。因其屡为藏史，曾录其书，传与人间。及遭秦火之危，《三坟》《五典》，皆化灰尘。

幸其人间，贤者识其大者，不贤者识其小者。古书道脉不绝于世者，皆赖老君当年录传流世之功焉。然则老君，道也，亦儒也，不得分道分儒，岐而视之。后世之人，不知源流本末，分儒分道，而以虚无之学妄评老君，则惑矣。窃思老君道德幽深，宣圣有犹龙之叹，明皇有圣人之称，载之书史，啧啧人口，可知非绝世忘情、独善其身之流。其有功于圣道者，大矣。

洮阳东山有老君庵一楹，年远日久，土木朽败，破漏不堪，神像剥色，几于崩倾。某等登山来往，目睹心伤，不忍坐视，意欲开阔地基，重建增添，大其规模。但大厦非一木可支，高台非篑土能起，敢祈十方仁人君子，义士丈夫，顿发善念，不惜锱铢之财，开囊捐资，将见积羽盈舟，滴水成渠，虽工程费大，指日可成。是举也，非图求福，聊以见像尽诚，报功以妥神明。

2. 重建兰城西关礼拜寺募疏序

原人之生，本于真宰造化。既得真宰造化，则人之一身即有真宰而须臾不可离也。须臾不离，即有真宰而为圣；须臾有离，即失真宰而为凡。凡圣之分，即在真宰得失之间，所谓"庶民去之，君子存之"也。

闻之西域有国，名曰天方。其国有圣人焉，名曰穆罕默德，即今中华回教尊称马圣人者是也。圣人道成以后，称乞勒蠡鲁呼，即华言"奉真主钦差"。真主者，真宰也。既受主差，遂以"噫嘛呢"设教。"噫嘛呢"，华言"归顺"之义，盖欲人归顺真主，须臾不离，超凡入圣，以脱樊笼苦恼耳。从其教化者数十国，非大圣人而能若是乎？其教自唐以来，始入中国，年远日久，裔繁嗣旺，凡住居之处，各建礼拜寺，向西朝礼，取其归顺圣人之义。盖欲归顺真主，必先归顺圣人；圣人，真主之接引。一动一静不忘圣人，即一动一静不忘真主。能学圣人，即为圣人；能顺真主，即有真主。此礼拜寺建造以由来也。且礼拜七日一大聚，即儒所谓"七日来复""天心复见"之义。又以月出庚方为月首，又为"天心复见"之征。天心者，真主之光辉，圣人取象明义，使以有形悟无形耳。但教内经典，皆系梵语，未经译释，在教内者执象昧文，在教外者惊疑为异。殊不知：五方之风气不齐，圣人随方设教，以西域之教，行于中国，风气不同，未免见之希乍矣。然天地无二道，圣人无两心，不论东西南北之圣人，垂教化人，总以明善复初，归顺真主为要。礼拜寺即归顺圣人、归顺真主耳。

金城西关礼拜寺，不知创建于何时，重修于康熙四年，至今百年有余，土木俱败，风雨不蔽。某等礼拜之际，见之惶惶不安，意欲重修鼎新，补砌缺落。但工程浩大，钱粮无出，敢祈十方同教仁人长者，各发诚心，乐输资财，共成善事。将见败者仍兴，旧者复新，礼拜得所，不失教中归顺之旨矣。

3. 重建凤凰岭东岳行宫募疏序

尝思神人分途，致祭可以感格；幽明异路，立庙可以达诚。《诗》云："神之格思，不可度思。"《易》曰："自天佑之，吉无不利。"良有以也。考之庙之立，始于尧舜，寺之建，本于汉唐。是寺庙之设，由来已久，不从今然。推其古人修寺建庙之意，非图媚鬼神，要福祉，特以报天德，酬神恩耳，故帝王有山川社稷之神，大夫有城隍后土之神，士庶有五谷水火之神，各神其所神，各祭其所祭，而无有或废者。

金邑西南十里许，兴龙山，旧有东岳大帝殿一楹，不知创于何代，败于何时，瓦木俱以灭踪，基址尚有遗迹。登其地者，观今慕古，往往大兴慨叹。夫大帝之为神为圣，乃群生所瞻仰，万物所凭赖，在五行则为木星，在八方则为生气，所以扶持造化，纲维天地者也。凡在宇内，蠢动含灵之物，均受其福而沾其恩，稍有仁心者，皆当推本穷源，以无形如有形，从无像作有像，诚敬顶礼，尤有不可怠慢者，又安忍见此消亡之殿基哉？前有善士，约聚众信，攒积钱谷，欲兴复旧之举，然众心不一，忽合忽散，久未成工。某年某等复立社规，各输资财，以图举工，又因故基窄狭，不便修造，另卜西山凤凰岭之阳，意欲宽展地基，重建圣殿三楹，并厢房、山门、围墙，以壮其观。其如大工未举，又值连年岁歉，其所积聚之钱，仅办砖瓦而已，未得如愿。

窃思大厦非一木可支，崇山非篑土可起，工程浩大，钱谷缺乏，敢祈十方贵官大人，长者义士，大发慈心，广舍资财，顿起善念，不吝粟粮，共结良缘，同成美事。将见无者复有，废者仍兴，庙貌威严，殿宇辉煌，则神妥人安，神人共庆，功德岂有量乎？

4. 重修栖云山朝元观山门募疏序

金城东百里，榆中西十里，有大峡口焉。峡中清溪长流，直达黄河。傍溪而人，石径层嵯。四五里许，有藏灵壁，当峡平列，塞满水口。壁内对峙两山，东名兴龙，西名栖云。二山脉本马寒，向对剑山，峰峦叠翠，松柏参天，百鸟乱唱，四时长春。一岭一壑，俱有神殿；一弯一突，皆修仙宫。为四方朝拜之地，众姓祈福之山，乃兰郡一大胜境也。二山形势起伏，逶迤活动者，惟栖云为最。无如山高林茂，地阴湿潮，殿宇不能耐久，土木不甚坚固。近来朝元观山门楼，台基走窜，砖石破裂，将有城复于隍之患。某不忍坐视，意欲重为修整，以图久远。但工程甚大，钱谷无出，举工维艰，乞求十方善人，各发诚心，不惜锱铢，开囊捐资，共成美事。将见一倡百和，积小成多，败者可兴，旧者可新，则功德无量矣。

5. 重开栖云山朝元观募疏序

兰郡之名山有四：一兰山，一抱龙，一栖云，一兴龙。其中峰峦秀丽，岭壑奇幻者，莫若栖云山。栖云山，即今普称兴龙西山也。昔人因其栖云神庙，明末流贼作乱，尽皆焚毁，复于东山改建殿宇，遂以东名兴龙，西名栖云矣。其实古来东西二山，皆以栖云名之。是山也，本马寒而分支，与兰山而并蒂；脉远气厚，形秀地灵；或起或伏，或急或缓；五峰罗列，一气联络；三峡水锁，四面山朝。不但此也，藏灵壁收龙脉之气，翻影庵留仙真之踪；宝珠现于偃月，觉路开诸天梯；风月岭头，起岚翠之光；脱洒台边，现烟霞之色。昔宋仙人秦李二翁，栖迟于此，因亦号为栖仙山。

旧有朝元观，贼火灭迹，道场变为荒山，胜境改为废地矣。庚子岁（1780），悟元道人募化十方，钱谷艰难，为工拮据，仅修北峰诸殿，并山底客房、山桥，小就其事，未全诸峰大工。某等意欲复旧，重建南峰混元阁，中峰斗姥殿，东峰雷祖殿，西峰王母宫，兴旺香火，永祈皇图巩固，帝道遐昌，风调雨顺，物阜民安。但工程浩大，钱粮缺乏，不能应手举事。乞求十方善人，大发诚心，广舍资财，共成善工，神人共幸，功德无量矣。

6. 创建栖云山三圣洞募疏序

考之文字，始于轩辕黄帝。黄帝使史四目圣人苍颉造字以治世。苍颉仰观奎星圆曲之势，俯察龟文鸟迹之象，博采众美而为字；削木蘸煤，书于竹简以记事，即古之鸟迹云雯，蝌斗大篆是也。后世小篆、隶书、楷书，皆从鸟迹等篆而分支，纸笺毛管，俱自竹简烟煤而生出。即后世斯文之兴，亦无非由字学而成就。其所以辅相天地，纲维造化，通天下之志，成天下之务者，莫过于字学。

世人不知文字之源，以为文昌帝君司文事，仅供文昌，而不及于黄帝、苍圣，亦世俗之偏见也。殊不知：有字而始有文，无字而文于何有？可知文字之功，尤大于文星矣。黄帝为文字之祖，苍帝为字学之宗，文昌掌阴骘科第之籍。三圣人者，步骤有前后，而功德无高低，均有益于世道文教者也，世人皆当一例而尊奉弗替者。况吾等铁笔事业，刻字生涯，食其德而被其恩，更宜饮水思源，食谷追本，时刻顶礼，而不可稍有懈怠者也。爰于庚申岁（1800），栖云山刻书之际，同发诚心，卜择于二仙洞之阳，意欲凿造窑洞，敬塑三圣金身，永供香火，聊表微忱。但工程甚大，钱钞惟艰，敢祈善人君子，不惜锱铢之财，善舍乐输，共成美事。将见香烟飘缈于云岭，文风吹扬于金川，神人胥庆，功德不可思议矣。

7. 重修玉皇行宫募疏序

闻之宇中有四大，天居其一，至尊至上，无物不始，无物不覆，为万物主，为群生父。凡世间胎卵湿化，有情无情，无一不受其恩惠。

昊天上帝玉皇大天尊，掌握阴阳，运行日月，主宰造化，斡旋星斗。帝即天，天即帝。人为万物之首，受五行之正气，非同一切无知之物，所当饮水思源，见像作福，朝夕顶礼，尊之敬之，而弗敢稍怠者。

省城之东，百里许，有兴龙山，一名争秀山，峰峦叠翠，泉石秀丽，松柏参天，烟霞笼谷，三教神圣殿宇，无不俱备，为兰郡朝拜之名区，金城祈祷之福地。山上山下，大小殿宇，或重建，或重修，新旧不等，皆可观瞻。惟有大顶玉皇上帝殿三楹，考之碑记，创建于万历之时，不知重修何年，补砌几次，无记可察，年远日久，破漏不堪者已二十余年矣。今者土木败坏，风雨莫蔽，神像剥色。某等每登其地，目睹心伤，不忍坐观成败，意欲重为修补，上妥神明，下安人心。但工大费多，钱谷无出，敢祈十方善人，各发诚心，或捐或化，共成善事。败者可兴，旧者可新，人人敬天，人人致福，则功德无量矣！

8. 兴龙山灵官殿购买香火地募疏引

尝思修寺建观，所以报神明之德；指像作福，所以示人心之诚。古人立庙宇而焚香，设住持而洒扫，无非欲绵远香火，永妥神明耳。故庙宇之衰败，由于住持之无人，住持之无人，由于口粮之不足。大抵人以食为天，无食即无天，而殿宇亦因之废败矣。

兴龙山之半，灵官殿，破漏歪斜已久。辛亥岁（1791），赖有众信士募化重修，仅成其功，至于每年香火之费，住持养赡，无力置办。衲充住持之任，分文无出；朝夕之香火不继，升合莫来，早晚之口食维艰。虽曰淡泊家风，谋道不谋食；然无食，道于何养？即曰饥寒素志，随缘而度日，然无缘，日于何度？身犹在于尘寰，何能断绝烟火？神未游于清境，岂得离却谷粮？至于穴居岩处，乃上人之行藏，非等闲可到；茹柏飧松，系高真之节操，岂寻常所能？敢祈十方善人，大发慈心，不惜锱铢而开褒捐资，共成善事。顿起善念，不吝升合而揭困施粮。稍置十亩之田，以备香火之费；暂办数斗之粟，以为常住之用，则住持得以久留，而焚修不缺；神明得以安妥，而庙貌永新，功德无量矣！爰是为引。[1]

9. 重建栖云山朝元观记

天下事，有出人意中者，有出人意外者。出人意中者，成于勉强，人为之。出人意外者，成于自然，神为之。如金城栖云山朝元观之重建，其即出人意外乎！今之朝元观，即古之朝元庵。《金县志》八景，载为栖云仙阁，闻其名即知其实。然诸神殿宇废没已久，其所存者，仅灵官殿一楹而已。当此之时，道场变为荒山，净地易为茂林，径路莫辨，人足不到。基址且不知，复安有重兴之举也？

---

① 刘一明：《栖云笔记》卷二，手抄本。

庚辰岁（1760），予访秦李仙迹于其上，但见五峰罗列，四面拱朝，脉来马寒，门迎白虎，藏灵壁，清波涧，而迎首苍龙岭、舍身崖，而拥后，翻影庵、九宫台，笼烟霞之色，炼真崖，谭道石，留仙人之迹，偃月炉，冲虚台，脱洒台，风月岭，五图峰，皆在指顾间耳，诚然一大名山也。予爱山水之佳，因留其地，重开径路，为来往有心者游览，实未有意重修其山也。时有善士大发心愿，募化钱粮，托予督工，重建北峰诸殿，并山底洗心亭、均利桥、道房，岁余成工。

噫，此真出人意外者也。然此犹未为异，更有出人意外者，真异而又异者也。予云游数载，复来西地，二上栖云，适遇张君某来访，复有动工之念，留予再为培植。予曰："善人有意，予谨遵命。"工未举，又有谢某，赵君某，狄君某，张君某，王君某，共成善事。予于是命徒众，斫林破山，先修路径，次挖南峰旧基，深七八尺，得柱石八，又三尺许，得柱石四，则知其屡兴屡败，非仅一次，由来已久。予遂主意成其大工，复其古迹，重建南峰磁瓦混元阁两廊、山门楼、厨房、静房、冲虚台经亭，后山门马灵官楼，东峰雷祖殿，中峰斗母殿，半山寿星庵，西峰王母宫，北峰二仙洞、白云窝、朝阳洞，山底丘祖堂、上天梯，山门孚佑阁、淡然亭、福缘楼，并道房、碑亭、客庭、棚房，山上山下，共大小六十二间，共费银若干。起工于乾隆五十一年（1786），告竣于五十五年（1790），前后五年。五峰上下，焕然一新，别是风光矣。谢君首领捐银若干，置买香火田地，张赵王诸君，亦各捐银若干，共置水旱地若干亩，以为长久计。

噫，是神力乎？是人力乎？吾不得而知之，真有出人意外，莫之为而为者。后之君子，若有体诸君之心，感诸神之灵，而或时为修茸，时为培植，则名山福地，永远长新。为兰郡之保障，甘省之灵区矣。是为记。

10. 栖云山香火地记

尝思建庙观，所以报神明；安住持，所以续香火。香火兴旺，全赖住持；住持久远，尤赖养膳。养膳足而住持久，住持久而香火旺，香火旺而庙貌长新，神明安妥，风调雨顺，年丰岁稔，阖邑吉庆矣。

栖云山朝元观，即古朝元庵，由来已久，为兰郡朝拜之名区，祈福之胜境。自唐宋迄明，称为福地。明末年间，流贼作乱，满山堂庙，俱遭火焚，古迹泯灭，惟有半山灵官殿一楹存焉。悟元道人于乾隆四十四年（1779）云游至此，目睹心伤，遂募化十方，历三十余年，或重建，或添建，满山殿宇，重复一兴，较之古迹，加倍增盛矣。考之古碑，香火田地，四至分明，甚是宽阔，多被俗家承粮占去，难再复回。本山香火养膳，止有国朝康熙三十年间，周李二姓，争开和尚沟久已开除钱粮，荒芜坡地一处，蒙县主批断，永为栖云山香火田地，其地每年收租，仅有石数而已。上下殿宇甚多，焚修之人不少，养膳缺乏，难以招众。功德大施主谢某张某赵某王某等，公同商议，量力捐资，或置买民间地，为住持焚修之用，或开垦官山界内地，为零星补修之费，以作长久计。其计诚善矣，但恐年远日久，或有俗人租种，私自承粮霸占，以为己业，或有住持不守本分，偷卖俗家，败坏常住，或有别庙嗔恨争夺，均未可定。今将原有与续置各地方四至田亩，备细开明，俱载于石，永为千百年凭据云尔。

11. 重修兴龙山玉皇行宫记

尝思天下事，有得已而为之者，有不得已而为之者。得已而为之者，为之可，不为之亦可，为之其功小。不得已而为之者，为之方可，不为之不可，为之其功大。如兴龙山玉帝行宫，其即不得已而为之乎！

省城东百里，榆中西十里，有争秀山，一名兴龙山，脉本马寒，峙对栖云，峰峦叠翠，松柏参天，砂环水抱，云笼霞飞，诚然一洞天福地也。一岭一壑，俱有神庙，一弯一岩，皆建琳宫，为四方朝拜之名区，阁郡祈福之胜境。最巅顶处，有玉帝行宫一院，考之碑记，明时万历二十八年庚子（1600），邑侯王公，因旱亢取湫于神泉，沛然下雨，百谷丰收。山西汶水县客人张梅，倡首出资七十金，并募十方，择山顶宽平处，创建玉帝行宫，报答天恩。其后重建有几，无记可考，年远日久，废迹极多，仅留大殿三楹，厢房六间而已。予初居栖云，已破漏不堪，今过三十年，其歪斜倾败，更不忍观，素怀重修之念，因工程浩大，杖头百文，不济于事，未敢轻举。嘉庆十年（1805）冬月，清水驿梁公某刘公某等来山，予偶而言及此事，诸公慨然承当，愿尽力办理。时有西宁生员张某，亦闻风募化，共得银若干，即于十一年二月起工，重修大殿三楹，金妆神像，又开阔地基，窄者宽之，低者高之，重建山门楼三楹，内塑灵官圣像，耳楼四楹，两廊六楹，厨房二楹。将至完工，讵意霖雨数月，山门地基走窜，木石俱脱。当斯时也，钱粮费尽，欲罢不能，束手无策。适逢萧关谢君某，与侄某，来山探予，见此败工，愿为完全，复化银若干，重又兴工大作，添补材料，一气全成。又铸神钟一口，以彰神威，并建禅寺沟孤魂殿一楹，神像一尊，厨房一间。前后共化银若干两，共费银若干两。一时美轮美奂，鸟革翚飞，俨然金阙云宫，蜃楼瑶台，别一规模矣。

是举也，梁刘诸公倡首于前，谢君叔侄完工于后，不有倡首之人，神殿几废，不有完成之人，大工难就，如诸君者，皆不得已而为之者，其功顾不大哉！更望后之君子，时为修补，永远长新，其功之大，亦无量矣。是为记。

12. 创建栖云山三清天真元坛诸殿记

古人有"闻一善言，见一善行，若决江河，沛然莫之能御"者，吾闻其语矣，未见其人也。若创见栖云山诸殿则有异。金城东百里，栖云山，南连马寒，北对虎丘。东共兴龙而并秀，西与凤岭而争奇，且双峡水锁，百峰拱朝，或开或阖，形如落凤，或起或伏；势若飞龙，诚甘省之名山，兰郡之胜境。唐宋时神殿甚多，香火兴旺，称为洞天福地焉。至明朝，或移或毁，仅留灵官殿焉。数百年来，远近游人，几不知有栖云矣。庚子（1780）秋，予因信士葛某善愿，监修灵官殿工毕，路过阿干镇炭山，适逢狄公讳某者，问余栖云工告竣否？余曰已告竣矣。公曰："衰败已久，仅一小殿，何能大兴？"余曰："殿后有台，相传谓三清宫旧基，公曷发心成此功德？"公曰："道人若为代理，吾虽无力大成，亦可小就。"遂倡首捐制钱若干文，寡制钱若干文，遂起建三清磁瓦殿一楹，元坛磁瓦殿一楹。省城崔公某姜公某等，共捐募制钱若干文，起建天真殿一楹，山顶道房四楹，洗心亭道房五楹，楼房三楹，牌坊二座，悬楼一楹。一时诸大德不约而合，各工并兴，起工于庚子秋八月，告竣于壬寅（1782）夏五月，岁余而鸟革翚飞，美轮美奂，俨然洞天福地，数百年埋没之景色，复见于今日。如诸公者，可谓言行不亏，勇于善事。自今而后，吾闻其语矣，吾见其人也。

13. 迎善桥记

桥名迎善，何由而名之乎？争秀山为兰郡之名区，榆中之福地，每年六月圣会，来往朝拜进香数千人。若遇峡水泛涨，咫尺千里，彼岸难登，止有望空长叹而已。旧有唐公桥，山水冲崩多年，人病于涉渡，虽后有善士重建，亦仅数年朽坏。榆中土瘠人贫，钱粮缺乏，即有善士，心有余而力不足，香客多虔诚而来，怫幸而去，香火不旺，大失名山作福之景象矣。

嘉庆九年（1804），乡约魏某郝某，奉邑侯李公命，募化十方，共得银若干两。于是察其水性急缓之势，相其河形宽平之处，帮岸筑填，创建桥梁，迎接朝拜善士，兴旺灵山香火，此迎善桥所由名也。其桥创建于嘉庆九年，成全于嘉庆十二年（1807），前后共费银若干两。桥成之后，恐其久而有伤，复约同心善士，若干人，各出资财，攒簇制钱若干文，生息备患，作长久计。

是举也，不惟迎人之善，而亦行己之善，利人利己，善己善人，其在是欤？更望会中之人，与会众后人，常怀迎善之心，时为修补，永远长存，不致有伤，则神人俱幸，功德无量矣。

14. 重修迎善桥记

争秀山，一名兴龙山，与栖云山东西对峙。两山为兰郡州邑朝拜祈福之灵区。中间石峡，曲屈十余里，有大溪一道，长流不息焉。其源出自马寒山，西至分水岭，东至鹁鸪崖，大小沟涧众水会合，自争秀山根流过，出峡口而去。每逢六月朝拜之期，或值溪水泛涨，波浪湧猛，朝拜者阻隔，往往望山焚香而去。乾隆二十八年（1763），有邑侯唐公，建造桥梁以通来往。十数年间，暴水冲崩，城复于隍矣。三十年间，有总圣殿会众，仍于旧址之处，砌石成坝，建桥一通，以复古迹。八九年间，又被冲崩。嘉庆九年（1804），邑侯李公，命乡约魏某郝某等，择其水势稍缓之处，募化十方，又建桥一通，名曰迎善桥。工完之后，附近众善信士，各捐资财，攒簇制钱若干串文，在外营利，每年补修，以为长久之计，名曰迎善会。诋意十五年（1810）六月，夜半大雨，复被暴水冲崩无迹，前工俱废。呜呼，四十余年，三兴三废矣。迎善会众，不忍坐视，公议重建，以全前愿。但时值年荒，会众所捐资财有限，不济大事，无奈募化十方，得来制钱若干文。相其形势，改其埠坝，于上桥之下，下桥之上，依山破石，缺者补之，碍者镵之，低者填之，高者削之，大梁在上，扶梁在下，栏杆以防险，护板以围梁，校之旧桥，高而且大，稳而且坚。桥头两岸，西建牌坊三楹，东建亭子一楹。就山修道，河底大石帮砌，路边造作石栏。中道建立小坊，接连旧日牌坊路口。工完之后，又于桥西建立东西厢房四间，招人居住，打扫道路，并防牛羊残伤之患。更将所余钱文，与旧会所存钱文，在外营利，仍备修补之费。

是举也，起工于嘉庆十五年七月，完工于嘉庆十六年五月，各项共费制钱若干文，以此大工成就于大荒之岁，若非众心一心，感格神明，暗中默助，何能至此？自此而往，香客无病涉之苦，神庙有长明之灯，更望后之君子，当忆创造维艰，勿废迎善之事，幸甚。

15. 栖云山朝元观新开新庄沟山坡地记

栖云山朝元观，古刹也，不知创于何代，无记可考。相传明末之时，遭贼火焚毁，仅存半山灵官殿一楹。乾隆己酉岁（1789），悟元道人云游至此，募化重建，经十二寒暑，诸神殿宇始得完工。奈何山高阴盛，一冻一消，数年之间，即有捐伤，若不随时修补，崩塌之患必不能免。但殿宇甚多，常住淡泊，万不能年年募化。悟元道人虑及于此，乾隆五十五年（1790），同阁学绅衿刘某杨某，并乡保朱某李某等，共同商议，将兴龙栖云官山界内沙坳沟，即今新庄沟，古来开过已荒多年坡地，仍复开垦，作栖云山朝元观零星补修之费。因无绞用，彼时未便举动。嘉庆四年（1799），原修工功德主众人，量力捐资，共得银若干两，遂开庄基一处，住房八间，五年开过地四十余墒，其余荒坡，以待续开。口粮人工，共费制钱若干文。其已开者，后续开者，或住持自种，或外人租种，所得租粮多寡，一半作为住持养膳，一半作为零星补修之费。恐其年远日久，或住持独吞入私，或有俗人霸占，或有别庙争夺，均未可定，故将开地原由，勒之于石，以为永远凭据云尔。

16. 重建兴龙山关帝阁水火楼记

国朝首重祀典，凡御大灾，捍大患，有益于人民者，无不祀之，独于关帝，敕封神武灵祐仁勇大帝，春秋二祭，与至圣先师相配，得享太牢。特以大帝屡显灵应，护国佑民，凡有血气者，无不沾惠焉。

金邑西十里，有兴龙山，为兰郡之灵区，祈祷之福地。中抽一脉，曲折而下，节节有庙。落河一嘴，龙虎环抱，流神旋绕，朝应有情。上有大帝殿三楹，不知创建于何代，重修有几次，无记可考。破墙之中，藏有木牌，上载乾隆三十三年（1768），金县把总林启明重修。观其形势，亦不过将就旧料，仅护神像已耳。至今五十余年，木朽墙裂，风雨不蔽。来往香客，见者心酸，望者神悚，因其工程浩大，无有敢妄动者。余居栖云，修工三十余年，蒙诸神默佑，不忍坐视，嘉庆十八年（1813），意欲募化重修，以妥神明。方当举工，附近众善士，闻风发心，不约而合，或捐或化，共成大工。细审旧基，三面悬崖，窄而且陡，帮筑甚难，开阔掣肘。爰是斩削东崖，移泉改路，别筑地基，离虚就实，扭转坐向，起建东楼三间，上坐圣像。帮修旧基，立客亭三间，实底虚檐，南北各小游廊二间，东楼南角立厨房二间，北角立库房二间，山门之外，南北各立穿路小楼一间，南坐水星，北坐火星，取水火既济之意。移立石菩萨殿，改削石像，成全后半之工。又开展地基，立道房四间，并作周围墙垣，上下三层，接连一气，配合成局。

是役也，起工于嘉庆十八年七月，告竣于十九年九月，共化银若干，共化钱若干，共化粮若干，各项共费银钱若干，前后一载有余。窄者阔之，低者高之，小者大之，虚者实之，败者兴之，画栋雕梁，鸟革翚飞，神像光彩，香烟笼谷，龙山生色矣。[①]

17. 重修洮州莲花山记

考之仙史，中华之崆峒有五，中崆峒在苏州，西崆峒在临洮，南崆峒在虔州，北崆峒在平凉，东崆峒在临汝。昔皇帝时，广成子来往于五崆峒。今之莲花山，即古所称之西崆峒也。其山高出云表，万山拱朝，以洮河水为缠绕，以白石山为罗城，左有金童岵，右有玉女峰，一岭一壑，俱有奇观，一崖一突，皆具秀气，烟霞笼于幽谷，岚翠铺于峦头，龙泉吐珠而献瑞，仙桥悬空以驾云。天台王屋，不过如是。琼秀金华，何多让之？洵为神圣之福地，实系仙真之洞天，宜其广成栖居于此也。因地邻土蕃，年远日久，不特仙迹全泯，而并崆峒之名，亦埋没湮灭，后世绝无有知之者。时人因其尖峰乱耸，似乎莲瓣，中顶平圆，似乎莲蕊，肖其形而名之曰莲花山。

国初有蓬头道人姓王者，不知何许人，云游至此，行迹古怪，语言深奥，人莫能识，咸以王蓬头呼之，自亦以王蓬头应之。常独步山顶，观其景象，确知其为西崆峒，欲复古迹，常引二虎募化十方，建造大顶无量殿，大弯紫霄宫地藏殿，一佛二菩萨，山根汤房古佛殿，以石为墙，以铁为瓦，其坚固稳妥，无出其右者。工程告竣，隐遁而去，不知所终。自此一方雨旸时若，岁稔年丰，四方朝拜者，如云之飞集焉。但山高气寒，盛夏犹雪，历年已多，或残或败，已失瞻观。乾隆辛酉（1791），又遭回禄之灾，大弯神殿圣像，尽皆城复于隍矣。由是神灵不妥，猛虎作殃，风雨不时，年岁荒歉。不但本境住户，多受饥寒，而且来往行人，亦遭其害。

时有释子号洞然者，杨氏子也，初在俗家好善乐施，多积功行，人皆以善人称之。年至四十，顿有所悟，厌于世故，落发为僧，其

[①]　刘一明：《栖云笔记》卷二、卷三，手抄本。

行不改，而善人之名亦不易，人若皆不知其为僧者也。因游莲花山，慕古兴怀，顿发诚心，约集附近信士某人等，募化修造，山上山下，大小共五十一处，或补修，或重建，或创建，满山光彩，焕然一新。起工于乾隆某年，告竣于嘉庆某年，共费钱若干，前后数载，大工成就，如有神助。

是举也，不特复王蓬头开山之古迹，且能彰广成子栖迟之洞天，洞然与众善士之功，岂小焉哉。古人云："山不在高，有仙则名。水不在深，有龙则灵"，良有以也。

18. 谢氏善工记

尝思世间见一善事，而即兴起作为者，固难其人。能作为而有始有终，终以全始者，更难其人。至于终以全始，瞻前顾后，不使久而废弛，永远长新如初者，更不易得其人也。

榆中栖云山朝元观，明末之时流贼作乱，满山庙宇皆被焚毁，惟有灵官殿一楹尚存，朝拜者皆不登山，行路者俱不上望，已为荒凉草木之坡。乾隆四十四年，予云游至金，访秦李仙迹于其山，适逢众善士意欲重兴道场，复还古迹，留予督工经理。爰是重修灵官殿，新建三清殿、黑虎殿、山底道院。工已及半，番逆作乱，兰城人民遭殃，募化钱谷大半落空，不能告竣。时有谢君讳祥者，固原义士也，与予为方外交，来山调病，见此败工，慨然捐银一百三十两，上下诸工，始得完成。又独建均利桥一通、五图亭一楹、朝阳洞一处，培补风景。栖云古迹，虽未全复，望之已有名山景象矣。五十一年，众善士复兴大工，重建混元阁、雷祖殿、斗姥殿、王母宫、后山门马灵官楼、寿星庵、白云窝、山底山门楼、福缘楼、客亭道房。谢君与其弟祯、禄、福，同诚助捐银三百三十余两，又倡首捐银五十两，约众善士置买常住地，安住持焚修香火，二次俱捐银五百余两，俱有碑记可靠。

噫！可谓有始有终，终以全始矣。及谢君辞世，乃郎思孝、思弟，每年捐助零星补修之费，十余年来，约有二百余金。嘉庆十八年，思孝独执百金来山，付予曰："云山阴盛，土木不耐久长，祈将此项设法安排，以备他年修补之费，庶乎永远长新，不至前工枉费方妥。"予因其念出至诚，遂将此项在外营利，以防不虞。但恐久后住持独吞入私，任其殿宇残败，有负善人功德，故将原由刊石垂后，一以彰谢氏兄弟父子相继作善之事迹，一以为住持每年补修之成规。

噫！自明至今，一百七十余年，附近之人，小就不能，谢氏居于千里之外，而父子相继，缕续捐助，约计八九百金，始而帮成大工，终而防后以备不虞，真世间不可多得者，其功其善，可与栖云并传不朽矣。

19. 重修清水驿北关帝庙记

尝思天下大美之事不易作，天下大善之事不易成。不易作而用恒心以作之，不易成而强尽力以成之，始虽难而终必易。特以经久不易之大事，必须经久不已之大功而方成。如清水驿关帝北庙，重修之工是也。国朝首重祀典，凡有捍大患，御大灾，大仁大德，有功于世者，皆在祀典之例，独于武夫子、关圣帝君，尊王尊帝，倍加崇敬，大而都省，小而郡邑，皆命有司春秋致祭者，以其帝君生前大忠大义，扶正壤（攘）奸，死后至灵至应，护国祐民，至我国朝，屡有感应，显化济世，真灵如在耳。凡我下民，亦当见像动诚，朝夕顶礼，而罔敢有替者。

清水驿为通衢大道，商贾集场，堡中街西有帝君二庙并列，南为客商议事之会馆，北则士庶祈福之庙堂。北庙不知创于何代，修于何时，无记可考，年远日久，土木朽坏，墙垣倾塌，神像剥色，将有城复于隍之患。来往之人，过者凄惨，望者伤心。本镇刘公李公某等，不忍坐视，意欲修补，无力可办。于嘉庆元年（1796），约集同心若干人，集纳祭神小会，数年积聚制钱若干文，遂于嘉庆八年（1803），兴工动作。因其钱粮缺乏，一切匠作小工饭食，会中人轮流派管。补修大殿，重建赛楼，复建山门三楹，左右马祖火神陪殿六楹，客庭三楹，配合成局，规模盛大。其如土木工程虽完，而马祖、火神圣像，与夫彩画金妆之费，无项可出，只得半工而止。会众议请阁镇士庶客商人等，量力捐资，以助不及。讵意连年岁歉，布施仅收其半，总得制钱若干文。嘉庆十一年（1806），有赵某李某，顿发诚心，同会众商议，庙中复请摇会，以备添凑成工。历年会中所拔布施，并营运利钱，共得制钱若干文，爰于十三年塑神金妆，十五年彩画，内外完全告竣。是役也，起工于嘉庆八年（1803），告竣于嘉庆十五年（1810），前后八年之久，而大工方成。总计各项布施，共得制钱若干文，各项共费制钱若干文。

噫！大美大善之事，岂易作哉？亦岂易成哉？不易作而竟能作之，不易成而终能成之，若非诸公存恒久不忘之志，劳心劳力，鞠躬尽瘁，以诚格神，岂能成此恒久不易之事乎？自今忆昔，败者而复兴，无者而复有，鸟革翚飞，画栋雕梁，庙貌威严，神像光彩，上下内外，焕然皆新，过者举目，游者悦心，神妥人安，为清水驿一大胜境矣。尤望后之君子，见像作福，时为修补，永远长新，不至残败，幸甚。

20. 兴龙山记

榆中之西七八里，有大峡口，中有清溪一派，长流不息。金川之地，借赖浇灌，百里庄村，皆受其惠焉。由峡口而入，约五里许，当峡有藏灵壁，如屏塞门。过壁数武，忽然开阔，有东西二山，对峙而列，西曰栖云，东曰兴龙。二山脉本马寒，各自分支。兴龙山自白崖子岭过峡，突起祖宗，从鹁鸽崖旋至尖山子白草原，曲折而来，水星行脉，至新庄沟起太阴金星前，偏抽一脉，到头起顶，开睁成仙人大坐形。中落一脉，徐徐而下，至山口溪边而止。龙虎砂长抱，凤凰岭为案，清波涧为带，大凹山、凤凰嘴、黄石崖、栖云山，皆为朝应，秀气聚内，松柏参天，峰峦敦厚，叠翠堆岚，烟笼霞飞，鸟鸣鹿游，景致不可尽述。

自山底迎善桥而过，上登天梯云路，不数武，旁崖有山神洞。过洞曲径而上，有滴水岩，稍上有关帝阁，门外有玉液泉、水火楼，泉头有石菩萨殿。再上有豁落峰灵官殿，后有三大士殿，路左有伽蓝殿。直上有大佛殿、药王殿、圣母殿。盘路而上，左有小径，登里许，有三教圣人洞。顺大路曲曲弯弯而上，约二里许，出石岭，岭西尽头有无量殿，岭之中平处有三官殿，右大弯有三官泉，稍上有将军庙、鱼篮菩萨殿、玉皇行宫，最高处有虚皇殿。一岭一壑，俱带秀气，一峰一峙，皆有奇观，真福地也。

考之古碑，旧钟之记，东西二山，总名"栖云"，绝无"兴隆"之号。明末之时，满山神庙，皆遭贼火焚毁，国朝康熙年间，渐有善士重建。士人以其山败而复兴，遂以"兴隆"名之。噫！不但失其山之名，而并失其山之实，山灵有知，岂甘之乎？夫山有以形势名者，有以神居名者。以形势名者，如五台山，山有五台而名之；峨眉山，山似峨眉而名之；云台山，山似云堆而名之；太白山，山有白石而名之；崆峒山，山以空灵而名之；九华山，山有九峰而名之。以神居名者，如武当山，山为真武福地而名之；景福山，山为娄景栖迟而名之；茅山，山为三茅真君修道而名。时人以此山名"兴隆"，既失形势，又非神居，不知有何取意？或者又云：古有兴福寺，山宜以"兴隆"名之。依寺名立山名，更失之远矣。况"兴隆"二字，似乎商贾字号，何足以配灵山？其山出身雄勇，形势有力，起伏活动，到头起顶，有如龙兴之状；且山有灵泉，神龙居之，遇旱祈祷，兴云降雨，如谷传声，亦有"兴龙"之意。若以二山分名之，西山既名"栖云"，东山宜名"兴龙"以配之，龙生云而云从龙，两山相对，名实相当，可以永传。昔唐公易名"争秀山"，松花道人易名"兴云山"，盖皆知其名与山不想当矣。争秀、兴云，其名虽佳，然人普称"兴隆"已久，不能更移。今以"兴龙"名之，龙、隆同音，字易而音不易，顺口而呼，不知不觉，日久自然以"兴隆"为"兴龙"矣。且于形势神居兼有之，庶不失名山之雅号也。

晚近一些的募捐修宫建庙筑桥或者购买香火田亩的记载碑文，兹记如下：

碑文一：重建元天上帝行宫记

　　榆中西十里，有兴龙山，与栖云山对峙，峰峦奇幻，泉石秀丽，竹苞松茂，鸢飞鹊鸣。一嘴一壑，俱立神庙；一台一湾，皆建神宫。为兰郡之保障，金邑之福地，四时朝拜进香者如云之集焉。其山庙宇居多，昔年好善信士，或建或修，俱可观瞻。惟有西岭落头一峰，上有元天上帝行宫一处，年远日久，破损不堪，风雨不蔽。不知创于何代，考之古碑，上载大明万历二十一年重建，其后重修有几，亦无可考。

　　乾隆四十年间，马坡、窑沟、河湾、哈班岔三府五庄善士，重修大殿三间，道房六间，□□十间。□□四十余年，仍□败坏。嘉庆二十一年秋月，五庄信士不忍前人善功泯灭，共同商议，各捐钱谷，帮助小工。因其工程浩大，所费极多，又募化十方，一应土木并兴，经之营之，重建正殿三间，山门灵官元坛殿三间，厢房六间，道房一间，厨房一间，钟亭一间，一气成功。无者有之，小者大之，窄者宽之，短者长之，美轮美奂焉。鸟革翚飞，画栋雕梁，焕然一新，较之旧宫，别一局面。从此神妥人安，香烟缭绕，霞光笼罩，风调雨顺，物阜年丰，理有可决。是役也，起工于嘉庆二十二年春正月，告竣于秋九月□□□。钱二百七十三千五百一十九文，共费粮三石四斗五升，前后数月而大工成就。如有神助，绝不费力。

噫！若非众人一心协力相助，焉能如此成功之速？更望后之君子，当思前人创造维艰，留意照看，时为修补，则永远长新，而不至于圮毁矣。

栖云山道人悟元子刘一明撰

皋兰南乡约正□业刘廷亮书丹

铁笔颜富德大清嘉庆二十二年岁次丁丑九月谷旦立

碑文二：兴隆山三元殿香火地记

尝闻建庙宇所以报神明，安住持所以续香火。香火之兴旺，在乎住持之焚修。住持之以远，在乎养膳之丰足。养膳足而住持久，住持久而香火旺，香火旺而庙藐永远长兴而不败矣。

三元殿香火地亩，昔者刘老夫子重修殿宇，报答□神明者而并置也。原东秦家湾大阳洼，有旱地二块，约计九垧。李自恣湾山庄一处，共地二拾垧。大凹山庙湾子地三垧，大石头地三垧，庄头顶大地一块，计六垧。水路上下地二垧，九窖滩地二垧。每年住持或自种，或租种，作为香火补修之用耳。今而后□神妥人，安香烟空，风调雨顺，物阜年丰，则云于后耳。

住持道人还若子康本祥撰文

后学六代孙春和子李合馘题书

金邑铁笔匠杨成广栋梁氏刊

咸丰岁次庚申年八月吉日　敬笔

碑文三：创置太白泉香火地计

自来名山福地，有庙宇必有住持，有住持必筹养膳之地以为香火之资，始能永守而勿替也。若□太白泉者，古称三元泉，旧是祇有泉三眼，既无殿庭，又无养膳，仅附于三官殿，仰其住持代视香火而已。民国五年，住持秦致和与其徒赵理臣，不忍视其谫陋，邀会众等倡议建专祠焉。落成后，遂拨赵理臣住持香火。惟秦道衲虑其庙无养膳，非永久之计，因将本殿陆续所积香资，创置坐落刘家桥子下坪上川旱地一块，约计一十五亩五分，东至高姓，南占家沟，西至张姓，北至大路为界。又置坐落朱家湾差事地川旱地一块，约计一拾六亩，东至李姓，南至官路，西至杨姓，北至官路为界。以期香火绵远，庙貌常新，庶不失我出家人之□志。抑亦感发其后进者，亦将有取于斯人。

住持秦致和

徒赵理臣

李理保

民国十四年夏闰四月吉日刻石

碑文四：新置三官殿香火地计

凡事有创之于前者，亦必有善记于后者，则其事可以历久而不渝。兴隆山旧有□三官殿一座，前人殚力建成巍峨之庙貌，且置有香火地亩，惜其为数无多。兹复秦道衲致和，住持此殿□余年来，刻自俭约，忍饥寒，即以每年度用内零星凑集置成田地，以扩充其香火而妥□神灵为。谨将新置田地开列于左：

一置坐落李家庄展家沟川旱地大小五块，约二十五亩五分，东至大路，南至卜姓沟沟里路，西至龚姓，北至金李二姓地为界。又坐落水沟路川旱地一块，约计六亩，东至张姓，南至卖主，西至张姓，北至立路为界。

一置坐落朱家湾川旱地一块，约计二十亩，东至杨姓，南至沙河沿，西至龚姓，北至县路为界。

以上两殿香火地坐落亩四至墙，各同勒诸石，以期永垂不朽云。

住持秦致和

徒赵理臣

李理保

民国十四年夏闰四月吉日刻石

碑文五：金县太白泉神庙碑记

陇西诸郡，居积高之区，艰于雨，所在多祀神泉。然其称太白者何哉？昔人言武功太白，去天三百，金星之精，配华作镇其山灵，故其泉亦灵，祷雨辄应，载在祀典。秦陇皆金方，于是陇西泉之祀亦无不以太白名者，盖神之也。金县旧有太白泉，著灵于兴龙山中，其来已久。癸酉岁，民祷雨于此，挈瓶取水有应，走相告，以为雨且立至，已而果然。因督司捐产以新祠宇，而答灵贶，守土者请为文以记之。予惟水之德，及人最广出，高而施下，为天泽，尤于源乎是赖。然秦陇涧水性，古称其坩最，而稽淤滞而杂，盖地脉使然。兹泉则澄澈内镜，明激弗渝，湛湛若凝，非太白之神脬，釁昭殿实式咨之奚以所在，崇祀勿替也。且图籍所载，泉之在陇西者最著，莫若皋兰之红泥，长城白道，巩昌之十九泉。而予泣任以来，又循访疏

睿，得何家山老龙，源诸胜祷，靡弗应，若在券焉。益信名山
巨岭群岩邃谷之中，其雄秀处必有源，其泉且必灵，类皆有神
呵护于其间，而世人往往弗之知，即知之其灵或不著，繇于人
心不诚，不足以感召神庥，故泉闭其灵神，弗福耳。若兹泉之
祀祷，祷而应，其灵昭昭若晨神之贶，亦民之雯也，故著之以
为治民事神者勤。

嘉庆岁次癸酉八月钦命兵部尚书兼都察院右都御史总督陕
甘等处地方军务兼理粮饷管巡抚事兼理茶马加三级那彦成撰
并书

一九八八年仲夏重写

碑文六：兴龙山关帝阁碑记

关圣大帝，讳字云长，东汉桓帝延熹三年五月十三日诞生
于河东解县。帝君功盖当世，德被生民，英风一世，名传千秋。
帝乃大赤宫古老真仙，经万劫修行，花甲劫满升天，灵显佑迹，
果证协天，显化于禅教，任镇灵霄。管三才，掌五行，镇岳宗，
制江海。上主三十六星辰，下辖七十二地土。察诸佛诸圣，监
群仙群职。帝德允文允武，乃圣乃神，至大至尊，历代君王尊
封义勇武安王。显灵英，济王协天，护国忠义。帝君天界伏魔，
大帝神威远镇天尊。忠义神武，灵佑仁勇，为显护国保民，精
诚绥靖，佑赞宣德。关圣大帝，太上行武盖天，古佛三界伏魔，
协天大帝。帝为武圣，英勇无敌；帝为义宗，诚信昭人；帝为
财神，道化天地。帝具无穷法力，司命禄佑，科举治病，除灾
驱邪辟恶，诛罚叛逆，招财进宝，庇护众生之大能。帝威赫赫，
中华各族，万民景仰。帝佑融融金城，灵地久沐神庥。仙山栖
云兴龙，早建关帝神阁，曾经浩劫。今逢国运昌盛，道运亨通，

重建斯阁，巍峨丰隆，圣像光彩庄严，圣阁美轮美奂。观河对混元，睨路远金县，感朝山信，善谢地方仁人，财法双施，功德齐显。仙山重放光彩，圣灵再布恩惠，是以盛年立碑，以广神德。

甘肃省新闻出版业副审编县道协秘书　孙永乐　撰文
中国中外名人文化研究艺委会学术委员陶立　书丹
全真龙门弟子静泉道人松阳子　　　岳信清　敬立
陕西　　　　富平　　　　　　　刘辉　　刻
天运乙亥六月建　　　　　　壬午四月初六日立石

碑文七：兴隆山道教戒条碑

一、□□□□□□□□□□□者责四十，摘巾。

一、□□□□□□□□□犯者断眉，摘巾。

一、□□□□□□□□□□者摘巾。

一、□□□□□□□□犯者断眉摘巾。

一、□□□□□□□十方，犯者责四十，摘巾。

一、□□□□人财物，初犯者责四十，再犯者摘巾。

一、戒不得唆拨是非，初犯者责四十，再犯者摘巾。

一、戒不得赌博耍钱，初犯者责四十，再犯者摘巾。

一、戒不得假妆□人，受人供养，犯者责四十。

一、戒不得□哄幼童出家，犯者责四十。

一、戒不得收俗家年幼女徒，犯者责四十。

一、戒不得吃酒生事，犯者责四十。

一、戒不得出外唱道情，犯者责四十。

一、戒不得欺大压小，犯者责四十。

一、戒不得无故入俗人家闲坐，犯者责四十。

一、戒不得偷□□游，犯者不得入常住，欲入者责四十。

以上十六条须皆禁戒。如有犯者，大众即照戒条从重处治，勿徇私情。

碑八为重建邱祖阁碑记（略）。

碑九为刘一明手书颂扬陈抟老祖的碑文（略）。

碑十为纪念重建圣母殿及献资绅士芳名，而于一九九七年立的碑文（略）。

碑十一为祖师刘一明亲书的阴符经及清静经碑文，今已残损不清（略）。

三　主要宗教建筑物

兴隆山的宗教建筑物很多，主要有朝阳洞、自在窝、邱祖阁、混元阁、太白泉、大佛殿、刘一明祠堂、财神殿、二仙洞、三圣洞、七真殿、观音阁、玉皇殿等。

朝阳洞历史悠久，是为纪念宋朝庆元时得道成仙的秦致通、李致享二人而重修的。据考，秦李二仙是宋朝庆元时道士，祖籍金县（今辽宁省大连市）人，至今八百余年。李仙名元，曾为谏议大夫，隐居嵩山（河南）茅舍，秦仙名保言，择居衡山（湖南），勤于焚修。秦李二人，同皈衡山大帽翁（即太虚真人）为师，求其度脱。翁授以道要，指示秘密，二人终得翁之秘传，遂李改名致享，秦改名致通，辞师出山，云游江湖，混俗和光。后至西秦金城栖云山朝阳洞结茅深隐，潜修大道。

李曾有写旧诗云："富贵功名久不题，心灰意冷学痴迷，迩来性懒无人事，好向云山深处栖。"秦曾有咏栖云诗云："依天危阁贴重岗，细路潆洄玉磴长，曲涧碧流疏宿雨，夹山红叶映夕阳。"后来到清代，道教一代宗师悟元子刘一明亦赋诗《朝阳洞》："石洞正朝阳，绝无阴气藏，光明通表里，别是一天堂。"《谈道石》："李秦何处游，谈道空留迹，尘世少知音，高山祇二石。"《面壁石》："万丈岩头石，端然壁列同。自从秦李去，面坐少香气。"

朝阳洞内今供有秦李二人仙像，部分建筑残损。朝阳洞对研究秦李二仙有一定史料价值。

自在窝是清乾隆嘉庆年间道教界一代宗师刘一明修真处。刘一明在此修炼四十余年，绝大部分书成于此，并兴宫建庙，振兴兴隆山。自在窝是由上、中、下三台组成一体的建筑群。相传，上层为太上老君炼丹处，实为刘一明炮制药丸之地；中层三孔砖洞为藏书室，存放刘一明各种书版（即道书十二种原刻板，"文化大革命"中全部破坏丢失），今名藏经洞、藏版洞；下层砖窟是刘著书、诵经处。东侧小砖窑，螺旋式屋顶，上小下大，呈八卦形，石板作炕，为刘一明卧室，现存建筑为一九九一年重修。下层砖窑塑有刘一明塑像一尊。刘一明追求逍遥自在，正如楹联所云：

谷中藏神无象无形堪作友，
洞里有我至清至静不生尘。

自在窝及山下的刘一明祠堂对于研究刘一明生平事迹，有一定参考价值。

混元阁位于西山（古栖云山）之巅，内供奉混元老祖圣像。初建年代不详，明末兵火焚毁。清乾隆五十一年刘一明募化重建。原建筑为四合小院，正殿三楹，坐西向东，殿宇轩昂，飞檐画廊，十分壮观。阁前悬翰林院刘尔炘"混元一杰"和"虚无自然"两块大匾。内塑像形象逼真，前有山门楼，两侧为朝房，此殿毁于"文革"，现为一九九四年重建。混元阁是西山规模最大的宫观，建筑壮观，香火旺盛。

邱祖阁位于西山中部，内供奉邱处机圣像。史载长春真人丘处机为振兴道教，北上与成吉思汗相会，劝其少杀行善，中间曾弘道于兴隆山。初建年代不详，刘一明募化重建，"文化大革命"期间全部建筑装饰被毁，一九八八年兴隆山管理局委托退休干部杨崇德募资重建，阁前立碑以志纪念，并附有捐资绅士芳名。

太白泉位于东山（古兴隆山）中部，内供太白金星圣像，据史料记载，太白泉在五代时称"三官泉"。南宋癸酉年间，天旱无雨，有人到这里求助太白金星神灵，当夜大雨倾盆，后改名"太白泉"。原正殿一楼塑有麒麟送子，四壁浮塑有一百个神态各异、天真活泼的百子仙童；龛台供桌下有三眼泉，泉水清凉味甘，称"圣水"，可治病。善男信女还在泉内摸石求子；二楼祀有太白金星像，为民布雨赐福；楼前悬"清风明月"匾额。国民党元老于右任题"太白泉"三字，刻石于殿前；国画大师张大千曾在此作画，其"兴隆山"画卷至今为后人敬赏。原建筑毁于一九六九年，现为一九八六年再建。太白泉在东山规模较大，建筑蔚为壮观。

大佛殿位于东山登山台阶路中部左侧，与成吉思汗文物陈列馆合而为一。中间塑有文殊菩萨、普贤菩萨、大势至菩萨三尊巨大铜像，正中央菩萨像前塑有成吉思汗手持钢刀、头戴盔甲的戎装铜像一尊。史载为避免成吉思汗陵被日军劫掠，国民党应伊克昭盟盟长沙克都尔扎布要求，于一九二九年派唐静仁、马昭山将其从伊金霍洛迁往兴隆山并举行盛大国祭，毛泽东、朱德献了花圈，后于一九四九年迁往青海塔尔寺。今室内陈列成吉思汗和皇妃忽阑哈敦的灵柩并部分遗物以及蒙汉文书写的成吉思汗遗言："广土众民，欲御侮，必合众心为一。""文革"被毁，一九八八年重建。大佛殿规模宏大，与道教宫观同处，形成道佛合祭、以道为主的局面。

另外，兴隆山还有许多宫观建筑，如三清殿、二公祠、朝元观下院庙坡山观音殿、泰山庙土地祠、泰山庙泰山大殿、兴龙山上有山神洞、滴泪岩六角亭、关帝阁、王母殿、灵官殿、三大士殿、娘娘庙大殿及山门和过殿、喜松亭、无量祖师殿、三官殿阁楼及山门、兴龙山原三教洞旧址修建的流芳长廊、玉皇殿、虚皇殿、眼光娘娘殿等，对于宗教、建筑、民俗和艺术的研究都有一定的价值。

四 历史和现状

兴隆山是西北地区与崆峒山齐名的道教名山，距甘肃省会兰州不足五十公里。兴隆山属于祁连山东延的余脉，中间被东北向的兴隆峡河截为东山和西山两个部分。东山是兴隆山，最高峰九子坪。西山为栖云山，最高峰羊寨北。东西二个最高峰都在三千米以上。兴隆峡河从二山中间穿过，人称"春华、夏幽、秋艳、冬寒"，四季都是秀丽风光。

兴隆山作为道教名山，历代有高士高道隐修于此，但真正把兴隆山建成道教十方丛林并使其驰名中外的功勋人物则非悟元子刘一明莫属。据统计，刘一明在兴隆山募化建成了各类庙观阁台等共计十八类八十一处。现在仅存道教宫观十七处；刘一明时修建的桥、境、梯、炉等人文景观共计四类六处，现在仅存改造后的三桥。另外，刘一明时有山峰石泉等自然景观共计十三类二十七处。

由刘一明兴修的兴隆山道教建筑，在"文化大革命"中被毁坏，在改革开放后又获得重建。

"文化大革命"十年浩劫，先是"破四旧"，后来又是部队驻山拆毁东岳台，最后"榆中县革命委员会"决定拆除兴隆山部分庙观修建县革委大院。1968年县革委决定拆毁兴隆山庙宇时曾经进行过调查，当时，栖云山有宫观四十四处五百四十三间，兴隆山有庙宇十八处二百三十五间，总计六十二处七百七十八间。1971年，化肥厂和榆中县文化馆几乎将所有宫观庙宇拆尽。刘一明一生呕心沥血缔造的伟业被彻底毁灭。

改革开放后，经过拨乱反正，宗教信仰自由政策得到贯彻落实。1984年后，特别是1994年第三届榆中县道协代表会议以后，兴隆山和栖云山加快了恢复重建道教宫观的步伐，其中包括有：虚皇殿、玉皇殿、眼光菩萨殿、三霄娘娘殿、三大士菩萨殿、灵官殿、关帝阁、关帝阁王母殿、山神洞、二公祠菩萨殿、刘一明祠堂、观音阁、丘祖堂、黑虎殿、七真殿、二仙洞（含三圣洞）、自在窝等，共计十七处。

兴隆山和栖云山的道士数量，在刘一明的时代达到顶峰，道光年间（1821—1850），在山的弟子、再传弟子以及俗家弟子超过四百人。按龙门派字谱统计，当时从第十六代至第二十六代，兴隆山共有全真道士二百七十人。1952年道教档案显示兴隆山二十四个庙殿共住有道士五十八人（包括坤道两人），后来"文革"中全部被疏散，1984年后才有道士陆续上山。目前住山道士有二十多人，全县现有正一道士近百人。

兴隆山作为国家4A级旅游风景区，正努力建设成为道教文化人文景观与自然景观相结合的全国著名的旅游胜地。

兴隆山集秀丽风景和宗教宫观于一体，是甘肃乃至西北著名的旅游名胜。兴隆山道观原为东晋十六国时期和唐代的佛教寺院。到宋代时，徽宗赵佶兴道排佛，此山遂演变为道教名山。当时，殿宇众多，香火兴旺，称"洞天福地"。明代末年，庙宇毁于战乱，康熙年间复修，雍正年间再度失修，现存庙宇多为高道刘一明募资修造，遂使兴隆山名声大震。

其宗教宫观历来以道教为主，共有至少五十多处，规模大小不一。今就兴隆山所包含的东西二山及栖云山、兴龙山所包含的宗教宫观及纪念建筑罗列如下：

位于西山（古栖云山）的有：混元阁、朝阳洞、刘一明祠堂、朝元观、自在窝、藏版洞、藏经洞、邱祖阁、雷祖殿、斗母宫、马灵官楼、寿星庵、白云窝、王母宫、七真殿、元坛殿、王灵官楼、二仙洞、三神洞、观音阁、菩萨殿、二公祠、东岳台、财神殿、三清殿、洞宾楼、朝元观下院庙坡山观音殿、泰山庙土地祠、泰山庙泰山大殿等。

位于东山（古兴龙山）的有：总圣殿、火神殿、龙王殿、云龙桥、山神洞、关帝庙、灵官殿、三大士殿、大佛殿、药王殿、娘娘殿、祖师殿、三官殿、三教洞、太白泉、杨四将军庙、老君殿、玉皇殿、虚皇殿、孚佑阁、山神洞、王母殿、无量祖师殿、兴龙山原三教洞旧址修建的流芳长廊、眼光娘娘殿等。

此外，兴隆山还有成吉思汗文物陈列室、蒋介石官邸、张治中将军建的喜松亭、滴泪岩六角亭、朱德纪念亭、革命家张一悟纪念碑等多处建筑。

其中蒋介石官邸是 1942 年国民党甘肃省政府为迎接蒋介石来兰，抽调了专门的工程设计人员，在此修建了一所小巧玲珑、结构独特、庄严深邃的小别墅，这就是有名的蒋氏行宫。一楼设有客厅、候见室、侍从室、会议室；二楼有会议室、机要室、卧室、化妆室和卫生间。一九四三年八月，蒋介石、宋美龄和机要秘书陈布雷等一行人马都住在这里六日。每天会后饭余，蒋介石拄拐杖，偕夫人在附近散步，或乘滑竿上山游览。在这里，蒋介石主持召开了西北军政会议。

兴隆山道气兴旺，道徒众多，时闻朗朗诵经之声。笔者调研期间，恰逢甘肃省道教协会经韵培训班在此举行，并为了求财求福，祈福延生，在东山娘娘殿举行大型道场，场面十分壮观，信徒络绎不绝。兴隆山道士由甘肃榆中县道协、甘肃省道协共同管理。

　　笔者从甘肃省道教协会会长那里了解到，省道协为了提高道徒自身素质，每年举办一次道徒经韵培训，延请名师，全面系统地学习道教和宗教知识。同时还不定期地进行时事报告，爱国爱教，使道教与社会主义相适应。他认为，国家和政府的支持，旅游管理局的扶助是十分必要的。建设道教的主题是：尊道贵德，热爱中华，和谐太平，世界和平，与时俱进，服务社会。笔者认为，道教徒自身的文化知识和道教宫观以及道士的管理措施亟待提高，只有如此才能真正弘扬道教，振兴道门。

附 录 2

张阳志《素朴师云游记》

　　之所以在此附录刘一明从学弟子张阳志的《素朴师云游记》全文，是因为他是跟随了刘一明四十余年的忠实弟子，青海西宁人张阳志对于刘一明生平事迹最早的忠实于历史原貌的回忆辑录，因为以后所有的研究者对于刘一明年谱生平乃至心路历程的研究基本都是从这篇文章中整理而出。只要我们从落款时间就能看出其时间之早了，《素朴师云游记》的落款时间是"道光元年（1821）岁次辛巳三月三日"，而第九章第二段写道祖师仙逝的时间是"道光元年（1821）正月初六甲亥时"，时间相隔几乎还不到两个月。作者以刘一明亲传的最早一代第十二代虔诚弟子的身份交代，前四十年刘一明的经历，乃祖师为了"勉励学人者"而"常自述经历事迹"；后四十年刘一明的生平行为，乃张阳全"常随左右，亲目所睹者"，"非有装点虚造，俱是真实行藏"。如此真实的祖师传记，这是对刘一明生平年谱、著作思想，乃至对于了解和研究从雍正到道光四朝近百余年间甘肃乃至西北道教宗教、社会面貌、历史人文都有特别重要的历史价值。

　　本文以网上署名台北全真末学弟子戊子雨水的原文为底本，遵照甘肃省榆中县道协秘书长孙永乐分为九章的安排，对照榆中县的手抄本整理如下。

＜序一＞

自羲皇画卦，文王系辞，而后教天下。后世无非以修身保全性命为本也，故宣圣云："昔者圣人之作易也，将以顺性命之理。"至宋，程子《易·序》云："六十四卦、三百八十四爻，皆所以顺性命之理。"后之了性命之道者，俱遵古圣之脉，作天下希有之事，成无上至真之道。岂知天下希有之事，即天下至难之事乎？故古人云："学道者如牛毛，成道者如麟角"，以其难而懈之，比比皆然。

我素朴师，幼时因大病，后看破一切虚假，惟性命是真，遂弃世离俗访求细微，遂云游至甘肃宁夏，假疯癫无分昼夜，苦人所不能苦，受人之所不能受，如是者年余。离宁夏游秦川一带，夏至甘肃岷州二郎山，昏迷七日，忽来道童，问系故人。噫，此等事迹，古之成真者不敢明道，我师说破，其度世之心切矣。何以见之？自三十六岁三清台下苦之后，至岷州昏迷七日，时年三十九岁，前后三年，死中得活，假里藏真。所谓道童者，少阳也，真水也，大药王也，当年失去之故人也。此岂非大泄天机，以觉方来乎？自二郎山得朋，天关在手，地轴由心，毫不费力。至榆中栖云山开坛演教，惊俗度迷者四十余年。去岁嘉庆二十五年夏，曾示人曰："我死期在来春。"今道光元年正月初二日立春，初六日亥时，师忽入墓洞而坐，呼集众门人，嘱以性命为重，功行为先。言毕，脱然而逝。所有真履实践事迹，俱著《云游记》中，同学友人刊刻附于《会心集》内，缘是聊赘数语以开其端云。

大清道光元年春二月，从学弟子唐琏敬题

＜序二＞

闻之"俞扁之门，不拒病夫；绳墨之侧，不拒庸材"。是以古之明哲者，因材教人，归于正道，不因病庸而轻弃之也。夫人自有生以后，内而七情伤，外而六淫惑，内外感伤，耗散气血，所以百病横生，精竭神枯，虽欲不死，得乎？是所望于教之者，顾孰是不教而知惜性命者耶！古人不拒而教之者，正为此耳。予生也晚，幼习儒业，未能成立，因碌碌于风尘之中，东奔西驰，以苦为乐，耗散精神，实不自觉。前数年由公事旅寄金城，目疾复发，延医调理，百药不效，闻栖云山素朴老人善医，遂往求治，未半栽，旧疾痊愈，且朝夕聆老人教以保身之言示予，予即虔诚下拜，奉以为师，蒙授《指南三书》并《修真辩难》若干卷，谨受辞归。又蒙示一纸贴，上写"静以修身，俭以养德，入则笃行，出则友贤"十六字之训。归后，杜门谢客，朝暮先读《通关文》五十条。久之，如梦惊醒，始知多年在虚假中作生活，件件俱是沉疴，般般皆入骨髓。我师随病用药，按穴下针，善导善诱，引我速出苦海，早登道岸，不忍以庸材病夫听其沉水入火，自取灭亡也。今道光元年春，我师羽化，遗《云游记》一卷。前后细阅，盖吾师自幼时，因大病后，看破万状，放下千般，访求名师，证明大道，以故年至耄耋，履尽辛苦，始终不苟，卒归于阴阳混化，与天为一矣。

道光元年季月三日宛平弟子

任阳固谨序于兴龙后抱一亭

悟元老师刘先生本末

【第一章】

师姓刘，法名一明，号悟元子，又号素朴子，又号被褐散人。原籍山西平阳府曲沃县人。生于雍正十二年甲寅，九月十九日寅时，方圆面，黑黄色，微须，中等身材，约长五尺余。自幼习儒，志图功名，尤好技艺，医卜星相，地理字画，俱能留心。百家之书，凡所见者，亦必略观大意。

年方一十七岁，一日闲看《吕祖传》，至黄粱故事，自叹曰："人生在世，富贵荣华，百年岁月，瞬息间耳！古往今来，谁人打破？昔祖师因梦大觉，出尘超凡，得证天仙，至今一千余年，普度群生，隐显莫测，不知熬煞多少世路英雄，真乃出乎其类，拔乎其萃者。我求功名，将欲何之？"遂有物外思焉。

因素日攻苦，有伤劳之症，久治不愈，自思严君贸易甘肃巩昌，数年未归。一则赴西省亲，二则寻觅良医，调治沉疴，遂辞母赴西，时年十九岁矣。路过泾阳换脚，闲游关帝庙，见廊下坐一道者，蓬头垢面，目如朗星，声如洪钟，问师曰："子有疾乎？"师曰："然。"又问曰："伤劳之症乎？"师曰："然。"道者曰："吾有灵应膏一方，能治子病，今传于子，然能治病，不能治命。世有金丹大道，聚气凝神，延年益寿，子急访之。"师叩拜受方而回寓，其方：生姜（四两）、茯神（三两）、神曲（二两）、朱砂（一两），晋枣肉调和为膏，随饮食随意服之。

师至巩昌省亲后，服灵应膏月余，旧病顿去，精神如故。三月后，复染瘟疫，卧床不起。一日昏迷不醒，止有微息，神已离室，恍惚游至深山，步入一谷，见有庵观，顺路而进，行至山门，一道童迎之曰："尔何氏子，来此何为？"师通姓名，求引一游，道童许之。引入一院，松柏荫浓，花卉艳丽，鹳鹤和鸣，清雅异常，知是仙府洞天，非人间俗地。正赏玩间，忽庵后一老人出曰："尔得来此地，系是有缘。"即赐食赐茶，其味清香，与凡品大异。少顷，拜辞。取画一轴授之曰："此画赠子。"师展视之，乃画紫竹一科，其叶交错，隐隐有"清净"二字。师拜受出门。忽然惊觉，乃是一梦。浑身汗珠滚滚，疾病全消，四肢爽快。暗思：神仙如此清闲快乐，我何必恋世情，自寻死地，一时三寸气断，枉来世间一回，有何实济？又忆泾阳道者之语，定非虚谬。于是一心慕道，访求高明。朝王暮李，东询西问，所遇缁黄，皆野狐葛藤之语，依教乞食之辈，并未有一人稍知正理者。因看《悟真篇》，方知大道幽深，有夺天地造化之秘，非等闲寻常之人可知。遂思远遁，暗置道服，昏夜出城，单身只影，数日至会宁铁木山，风雪交加，回顾无人，脱去俗衣，改换道服，隐姓埋名，寻师访友，时年二十岁矣。

【第二章】

由会宁过靖远，至黄家凹大山之峡，遇群狼截路，师左右支持，正在危极，忽山坡一牧童奔来，并力驱逐，方得脱难。过大山至开龙山潮音寺挂单，其寺有神，灵验不爽，自号"法王菩萨"，瞻其塑像，乃齐天大圣孙行者也。住持僧细述平日感应事甚异，师闻而笑其怪诞不经，僧惊曰："谨言，勿谤菩萨。"

是夜，梦走山路，正当悬崖窄狭之处，有一猴持棒挡路，师以净铲击之，忽然惊觉。明日会众上山，神前请事，有神提伴当者，即平日代神传言之人，自寺院西廊一筋斗平空翻至东殿，约四五丈之遥，瓦屋震动，众皆悚然。忽大叫："北方童子近前。"众皆不知呼唤何人。复叫师俗名，师始异之，即近前叩问："何所示？"神问：

"群狼挡道有否？"师曰："有。"又问："梦中见猴阻路有否？"师曰："有。"神曰："此皆吾也。"复问曰："吾神保唐僧西天取经，有此事否？"师曰："并无此事，乃丘祖借三藏取经之事演道耳。"神曰："正是！正是！"

遂述古歌曰："金丹有，金丹有，不断辛荤不忌酒；说下手，于中丑，教君大笑不合口；太乙炉中含日月，昆仑顶上擒星斗；原来只是这些儿，教君往往天下走；踏破铁鞋无觅处，得来全不费工夫。汝细参可也。"又嘱曰："尔目前凶多吉少，前途有阻，可暂居吾山，待时而行。"又吩咐会众住持："将僧房改静室，好好留住，不可轻慢！"师闻之悚然，遂奉命住山。

自三月至六月，适逢观音会期，十九日神至，开消会事已毕，叫师曰："吉星来临，尔可行矣。速往西方寻师，必遇高人。异日得志，莫忘今日。"师感谢再拜下山。

离开龙，过靖远，闻金城多有高人，遂往访之。到省数月，并不遇缘。后闻榆中小龛谷峪峡，有龛谷老人者，原籍广东，俗姓樊，云游至此，时而儒服，时而道冠，行迹异常，人莫能测，即往叩谒。细观老人，一动一静，一言一语，俱有道理，虽不知其事业深浅，确识其是高人也。遂皈依门下，听其教训。

住居日久，老人问曰："生平所得者何事？"师即陈禀历来所学之事，老人皆劈其妄。师又陈禀昔年曾遇四川彭道人授以静功之诀，行之日久，隐隐知数日吉凶。老人曰："此乃静养后天识神之事，专心致志，久而亦开狂慧，但于性命大道，两不相涉。若一认真，异日纵明正理，反碍大事，不能行矣。"又问生平所看何书？师即陈禀平日所看书籍。老人指其何书为真，何书为假，独称道光所注《参同契》、三子所注《悟真篇》、丘祖所注《西游记》，为修真之指南，乃丹经中千真之理窟，可细玩之。其余书籍，真假相混，邪正相杂；王邦叔托紫阳之名作《玉清金笥录》，无名氏借尹真人之名作《性

命圭旨》，更有彭好古解《悟真篇》为"女鼎炉火"，无瑕子解《敲
爻歌》为搬运工夫。其间伪书极多，若不分真假，乱看乱读，不但
枉费工夫，而且反蔽识见，须宜谨慎。老人又为之首言先天，次推
坎离，开释三教一家之理，分析四象五行之因，劈破旁门外道之弊，
拨开千枝百叶之妄，使其必先穷理，扩其识见。

于是师居峡中，日夜攻苦，细研经书，日久总无头绪可觅，忧
心如醉。老人一日忽问曰："尔近日有悟否？"师曰："无。"老人
曰："圣贤心法不在文字中，其妙义俱在言外，不得真诀，枉自猜
量。古人云：'高人一席话，胜读十年书。'若不遇明人导引指点，
如何能大悟大彻？新营镇有疯子田道人者，饥寒不顾，生死不惧，
乃修炼志士，曷往见之？"

师奉命而往，将入城门，见一人蓬头垢面，破衣跣足，靠墙而
卧。及问乡人："此是何人？"答曰："此田疯子也。"师即市食跪
奉。道人笑颜而食之，问曰："尔何来？"师曰："自凫谷峡而来。"
道人曰："来有甚事？"师曰："为性命事。"道人曰："吾乃疯癫人，
止是日图三餐，夜图一眠，除此之外，别无一知。若问性命事，回
问尔师。"师三问，三答如是。师不解其意，拜辞而回峡，以是述老
人。老人曰："此知道者，但有头无尾，止可修行，未能造命。"彼
时亦未解其意。

住峡日久，大事不明，遂叩辞老人，在外云游。行至搭那池龙
凤山歇脚，此时在山挂单道人十余众，相集讲道，或言服食，或言
采战，或言打坐，或言搬运，各拈门户，争论是非。师退而叹曰：
"以是为道，便是谤道。若非遇恩师指点，几被此等门户瞒过，耽误
一生，可不畏哉！"

复至开龙山叩谢神恩，住居数月。游至海城米粮川，适逢严君
寻觅相见，回至巩郡月余，二造凫谷。老人曰："孝道不可亏。"师
曰："无常迅速，性命难保，奈何？"老人沉吟良久，曰："吾有保身

之术传汝，放心回去，先尽人事，再办己事。"师叩求曰："恩师若
大发慈悲，敢不奉命？"老人遂以毒蛇引路之诀授之，复戒之曰：
"得了手，闭了口，勿轻泄也。"师得诀后，从前疑惑尽释，畅然归
里，暂慰二亲，时年二十二岁矣。

奉亲之暇，对证丹经，始知师所授者，乃全形之道，非延命之
术。明年入秦。三造兖谷，叩问端的，老人曰："药自外来，丹向内
结。"又曰："先天之气从虚无中来，尔当极深研几，细化穷理，仍
须先尽人事可也。"师遂叩拜怏怏而回，颖终不释，时年二十三
岁矣。

【第三章】

回晋以后，严君恐其外游，遂捐国学，使务举业。师即托求名
之事，游京都，潜访明人，来往二次，五年有余，未遇大匠。因母
有病，以书召回，时年三（原文三应为二字）十八岁矣。

医治母病，愈后即游河南，明行医道，暗访高明。三年有余，
所遇缁黄，皆葛藤野狐之语，曲径旁门之事，求其稍明圣道门户者，
绝不可得。即返晋省亲，时年三十二岁矣。

居家数月，复游平阳、汾州、太原，凡所过州邑乡镇，名山胜
境，无不寻访。二年有余，枉劳跋涉，慨叹回里。适逢严君病故巩
昌，急赴西奔丧。居巩数月，欲往榆中谒师，老人已东游秦川矣。
闻汉上徐公高明，遂往谒之。徐公原与兖谷老人同受道于白石镇梁
仙人者。师住汉南数月，未得遇面，知与其无缘，怏怏回西。

路过仙留镇，闻有齐丈人者，乃成道之人；丈人亦与兖谷老人
同学道于梁仙人。丈人少读诗书，秉性鲁纯，未得梁仙人实惠，因
其老实志诚，梁仙人曾将丈人托于樊、徐二翁，令其指点。其后樊
老人西游，丈人听徐公指教，同住汉南十余年，磨炼百般，受尽无

数苦楚，终无所得，知其法缘未至，遂离汉南，赴甘肃访人。

苦尽甜来，兰州阿干镇，得遇喇嘛余丈人。余丈人系西宁沙唐川人，曾为喇嘛僧；转生七世，未迷本来，得遇异人，授以性命大道，遂了其事。此时余丈人俗妆游戏，齐丈人亦不识。余丈人猛呼齐丈人曰："尔是甚人？所作甚事？"齐丈人曰："出家人乞化。"余丈人又问曰："止是乞化，到底还有别事否？"齐丈人曰："还求出家事务，非止乞化而已。"余丈人曰："既是如此，可脱道衣扮俗人，随吾去。"齐丈人始知为异人。遂更换衣冠跟随，游西宁、凉州、甘州、肃州，二年而得事。于此余丈人深隐，不知所终。

齐丈人自明大事后，仍旧俗扮，游宁夏、定边、庆阳、平凉、西安等处，未遇有缘之地，遂入栈道，行至褒城仙留镇隐居焉。古之仙留镇，即今所称黄沙镇者是也。丈人在黄沙送河打柴，佣工受苦，人莫能识。二十余年，大事完成。山中采药，救人疾病，出言吐语，事后皆验，渐渐人皆知是异人。因其行藏虚实，人不能测，咸以"蓑里毛"呼之，丈人亦以"蓑里毛"应之。丈人数十年居黄沙，自不言姓名，人不知其姓齐，竟以"蓑"呼之矣。

师访问谒见，叩求道要，丈人问曰："尔师有何指示？"师以毒蛇引路之诀禀之，又以"药自外来，丹向内结"，并"先天中（当为之字）气，自虚（或缺无字）中来"之语陈之。丈人曰："尔悟否？"师曰："前事已明，后事不解。"丈人曰："尔止向自己作工夫，如何到的佳境？若礼下于人，必有所得。他等真意，不难为我所有。"师不解其意，又叩问之。丈人曰："真人之息以踵，凡人之息以喉。"师再求曰："弟子愚迷，请明指示。"丈人曰："我已指示，尔自不明，何必再问？"彼时师亦知是盘中之迷，但解悟不得，遂三返昼夜，废寝忘食，忧疑交加，至四日正在烹茶之际，丈人取《论语》一本付之，曰："汝看此书去。"

师接书，前后细阅，凡有合乎道理者，一一陈禀，丈人皆一一然之。师自思，虽所陈禀者合理，终非迷中奥意，翻来覆去，自清晨之午，忽有所悟，舍书出室。丈人曰："尔欲何往？"师曰："江边去。"丈人曰："江边作何事？"师曰："江边去打鱼。"丈人曰："鱼潜渊，奈何？"师曰："以食引之，以钩钓之，何患不得？"丈人知有所悟，是夜即以丹法火候细微，一一分别始终全授之，并勉之曰："此事要下二十年死功夫，方得见效。尔其努力无怠，吾将隐矣。"师奉诗曰："一十三年未解愁，仙留镇上问根由；而今悟得生身处，非色非空养白牛。"时年三十五岁矣。

【第四章】

自汉南返巩，料理诸事，急搬父枢回晋，闻龛谷老人居凤翔太乙村，路过往谒。至其村，方知老人已羽化矣。大失所望，凄然而回。返晋至里，择日殡葬。大事完毕，办理家务整齐，意欲灭迹，遂装疯卖癫，日久家人不防。一日夜半，换穿暗藏旧衣，日常所穿衣服，尽皆抛丢满院，连夜出门，渡过汾河，及明已到绛州地界，无人以识。自此缓行，渡禹门，过蒲城、庆阳、延安、定边，至灵州遂居焉。易名金寓吉，时年三十六岁。

居灵州一年，明则医道济世，暗而打炼身心，混俗和光，方圆应物。间或见孤贫老幼，怜悯周济，便为俗子所惊。师曰："弹丸之地，不可久居也。"遂去灵州。

至宁夏，观其地脉，贺兰争秀，黄河绕流，俗朴民醇，大有古风，师甚喜之。住居数月，有李子东明、阎子绣庵来访，诚敬日久，绝无懈怠之意，师遂以实言告之。二子曰："先生若居此地，我二人愿护持之。"师即易形变相，破衣垢面，歌笑于闹市，睡卧于街衢，人皆以疯汉目之。

一日城南拾柴解闷，偶见三清台地僻静雅，暗思此地可以炼魔下苦。其台系当年大观，为宁镇名区，乾隆二年，地震数月，神殿墙垣，俱皆摇塌，道场变为废地矣。师于台下搬砖弄瓦，垒砌小塔，自歌自唱，伴月炼魔，外虽辛苦，内实快乐。后移西北城角观音堂，日夜不睡，亦如三清台之苦。时有《观音堂》二十四曲以乐道。一日师在城外游，偶遇同学米师，邀至堂中，相伴下苦。不意米师尘缘太重，致师魔障百般，曾有《五更词》以自叹。于是去宁，时年三十七岁矣。

游固原、平凉、彬州，过梁山至凤翔，留心灵地，以为久远计。所历之处，皆未可意，遂入栈道，至凤县居住数月，闻岭南南台山为凤邑之胜境，即往山游戏。登临眺望，双峡水锁，四兽有情，中耸一岭，跌落三层，脉旺地灵，藏风聚气，喜而居之。时有门人弟子数人访至，即令开垦山地，接待来往。常住者十余人，或来或往者，不计其数，而留心采取道器者，并无一人，遂作《解三省》四曲以叹之。又屡遭道魔、小人不足。自知力（或为功字）行不大，多有障碍。独至秦岭麻峪河，修桥补路，以结人缘。与虎狼为伍，魍魉作邻，犹如不知。磨砺身心，煅炼志气。如是数月，工完出峪而回山，时年三十九岁矣。

师初居南台，意欲立丛林为接待来访计，及看常住道人并无实心顾众者，遂西游甘肃。一衲一瓢，胁挂药囊，随处济人，铲挑犬皮一张为坐具，余无别物累赘。过两当、徽成、西和、礼县，至岷州二郎山菩萨洞挂单。时届中秋，忽四大不收，百脉俱息，自知时候已到，谨闭六门，返照神庭，昏昏迷迷，无识无知。如是七日，忽二道童持净水一盏、红药一丸，扶师曰："可服此药。"服之少顷，顿觉精神爽畅，踊跃而起，问："是何人来此扶持？"童子曰："当年故人也。"师细观之，方认的是元真师兄。共叙离情，再拜救命之恩焉。

离二郎山，西至三足洞挂单。夜半静坐，月朗星稀，忽寒风透骨，隐隐现出一怪。牛首红发，身长七尺，手执板刀，直奔面前。师大喝曰："是何怪物？不得无礼。"怪大声曰："吾乃牛首精灵，特来尔家借宿。"师曰："尔有尔家，我有我家，何得冒宿！"怪大怒，执刀来斫。师初以"一字决"咒之，怪不敢前；再以《五厨经》诵之，怪不能遁；又以《大洞经》制之，怪倒地下，遂以净铲除灭之。时年四十岁矣。

兰省有异人赵贵者，系直隶真定人。自幼慕道，因妻有犯，误伤其命，充配兰城。曾遇观天亮，得授其道，下苦修炼，为修真烈汉。师曾二十年前相遇，欲往探之。观天亮者，不知何许人，自亦不言姓名，因其不歇寺庙房屋，烂衣破裳，不俗不道，露居野处，彻夜喊叫走转，永不睡卧，人皆以"观天亮"名之。盖韬明养晦，潜修密炼之士。有时与小儿同群游戏，有时舞大棒自歌自笑，人多不识，皆以癫汉目之。惟有黄中堂深知，心悦诚服，屡次招进公廨，赐衣赐食。所受衣物，出街散与贫人，大笑而去。来往兰城，十有余年，后不知所至。

师去岷，行至颜家大庄古庙挂单，其夜大雪尺余；明日冒雪而行，忽然天晴雪消，脚踏泥水而行，至黄香沟，夜宿山坡方神庙，又无门窗遮风，依壁而蹴之；天明远行，不知鞋袜已冻成冰，脚跟裂破，忍疼而行，至狄道西南城角寺，喇嘛僧不敢留单，连夜行走，至省城沈家坡五圣祠挂单；进城化缘，见逸人大街行走，犹是二十年前作为，不过比昔年作的驯顺耳。可惜知前不知后，有始无终；然亦开狂慧，自谓道即如此；不知还有大事也。

居省数月，宁夏阎绣庵使人来接。二至宁夏，观其风景气象，与昔年大别，无心久居。

明年春月南行，三上开龙山。此时其神已去久矣，师止瞻像叩首，拜谢当年指引之恩。其神是白猿成道，借齐天大圣之名，处处修寺建庙，积功累行。每遇亢旱连阴，祈晴祷雨，如鼓应声，感应非常。平时像前止用住持僧焚香一炷，不许供献一切食物果品。一处工完，别处又觅山场矣；会宁铁木山、靖远曲沃山、中卫衍龙山、二龙山并开龙山，俱是工完即行，不久恋一处，可知是扶危救困，利物济人之神，非同妖邪只享血食者可比，故师心服之。

开龙会长住持，强留过夏。忽忆多年有解注《西游》之念，东西来往，无有定处，未得了愿，借此清净之所，将祖师心法真脉，发挥阐扬，上续诸真之灯，下结知音之侣，承先接后，不枉入于道门一场。于是细阅正文，体贴本义，暂起草本。住山五月，求药方者，缕续不断，难以专心用功，遂迁于靖远红山寺；虽其寺幽雅，而闲游之人甚众，亦不安静，复择西暗寺居之。五月而草稿已出，于是赴省。时年四十二岁矣。

【第五章】

至省，择居白塔山罗汉殿，削改誊真，不分昼夜，废寝忘餐，细心辨别，搜寻深意。每到难解难释处，恍惚如有神告，顺手写去，俱合本旨。大抵心虔意诚，祖师暗中指点耳。三冬已过，正值新正月底，冰桥已开，浮桥未搭，所备煤炭油烛皆尽，无钱可办，且米食已了，正在作难之际，忽白犬一只，口咬羊油烛一束，有三十余支，丢于殿后而去。师疑是住持之烛，及问僧："曾少烛乎？"僧曰："不少。"又问山顶塔院僧，亦曰未少。本殿至山底人家一二里之遥，犬如何能口嗛如此之远，且烛并无一支伤损，真是异事。明日又有善人驾皮筏送来煤炭数十、米面数升。及至二月底，其书工完，烛已尽，米面煤炭已了。明日桥已搭起，遂辞僧下山入城。时年四十五岁矣。

四月间西游，行至平番，闻有苏疯子者，皆以有道称之。及见其面，有名无实，真是疯汉，不过能受饥寒，打炼睡魔耳。游凉州数月，欲往肃州访梭罗仙遗迹，因其雪山雪消，沟渠水盛，难以行走，遂赴西宁，拜睡仙张真人冥塔，为真人作传，以记本末，复作《五供养》五曲以为赞，又为作对联，阐扬其道，其联云："敲开戊己门，至虚宁静收灵药；钻入鸿蒙窍，自有归元脱法身。"细观真人昔年所处旧城土窝，小泉湿地，忘物忘形，齐一生死，非了性了命之真仙而能若是乎？

【第六章】

由西宁旋至河州、狄道，转金县，闻有栖云山乃秦李二仙修道之处，即赴山往访仙迹，观其脉来马寒，向对虎邱，左道凤凰嘴，右有兴龙山，凤凰岭为兜案，牛肚山为朝应，双峡水锁，四兽有情，钻天叉、白草原、九宫台、栖仙崖、翻影庵，皆在指顾间耳，真仙境也！惜其神庙，基址有踪，栋宇无迹，问土人皆曰："明末流贼焚毁，仅有灵官殿一楹尚存全，亦破漏不堪。神像水淋剥色，将有倾倒之患。且径路树枝攀扯，水冲成沟，登陟甚难。"明年收拾镢镰斧锹至山修路，时有省城相识善人来访，师曰："神殿将倾，善人若发诚心修补，功德莫大焉。"善人曰："道人若肯烦心，吾愿成就。"明年鸠工庀材，一气完成，焕然重新，神妥人安。山根又建洗心亭一小院，招安住持道人早晚焚护。时年四十七岁矣。

正在乾隆四十五年，工方告竣，意欲远游，又有善信数人问师曰："道人何不重开此山，以复古迹？"师曰："予游方道人，有何大力？且怕烦心。"善人曰："此乃大功大行之事，道人若行，吾等募化，并力成之。"师初未允，因其再三恳强，出于诚心，不得已而应之。明年大开旧基，量地建造，一时各处信士，发心领疏者，不约而合。起建三清殿，黑虎殿、五图峰、均利桥、牌坊道房。其工方半，忽遭撒腊作乱，兰城人民受害，所化布施，俱皆落空，钱粮

无出，暂且歇工，师遂赴兰。明年三月，仍赴栖云，远方募化，方
得完工。乾隆四十七年告竣，时年四十九岁矣。

工毕，游秦川，复至南台，整理常住。五十年仍至栖云，其年
岁稔年丰，欲兴大工，募化布施，如有神助。远近善人信士，或自
送钱谷，或请疏募化，乐输恐后。钱钞口粮应手，修造甚易，但工
力费事，斩崖破石，开阔地基，凡一砖一瓦，一木一坯，水土物料，
皆自山底要运山顶，上下来往，约有七里之遥，幸其道俗行功者二
三十人，所以不甚掣肘。遂建立大顶混元阁、经柱亭、东峰雷祖殿、
西峰斗母宫、后山门、马灵宫楼、半山寿星庵、西岭王母宫、东崖
白云窝、北峰二仙洞、山底山门、吕祖合、邱祖堂、福缘楼、自恪
楼、澹然亭、碑亭、客房、厨房，五十五年告竣。同众施主商议，
买水地六十六亩，山旱地五十四亩。浇灌水地三沟一昼夜。又峡内
旱地一十八亩，作主持焚修养膳之用，时年五十七岁矣。

其后每年接续修补，添建北斗台、朝阳洞、三圣洞、碑亭、牌
坊、各殿道房。五十六年重建兴龙山半山灵宫殿，并建道房，置买
常住香火地二十六亩，招住持道人焚修。五十八年重建三大士（供
三大菩萨）殿，金妆神像，时年六十岁矣。

【第七章】

嘉庆元年，下汉南，游湖北，朝武当，瞻仰金容，冬月回南台。
二年赴凤翔太乙村，拜龛谷老人仙墓，刻刊碑记以垂后。事毕，仍
回南台，住数月出栈，过凤翔、陇州，至景福山、龙门洞，访邱祖
苦炼仙迹。景福山有王母宫、朝元洞、混元阁、八仙宫，留题四咏；
龙门洞有定心峰、全真岩、灰落碑、定日月处、天桥，留题五咏。
由景福旋至平凉崆峒山问道宫，瞻仰黄帝、广成圣像，细观山景：
五台联络，四山拜迎，两河紧缩，形势活动，峦头圆净，大福地也。

复至固原击壤村，相识善人留歇数月。过黄河，三至宁夏，昔年相识，大半去世，为之一叹。登临贺兰山避暑月余，返回省城。又上平番、西宁。冬月，离西宁欲游河州，行至川口，忽然两腿麻木，行走不得。盖由师平素云游，不带行囊，止随犬皮一张坐具，宁夏湿潮，寺庙歇宿受湿之故。遂不赴河州，强挣回兰。时年六十四岁矣。于此不能远游，调病于栖云，三年治愈。

嘉庆四年，重建兴龙山圣母殿厢房、厨房、山门、围墙，并彩绘大殿，金妆神像。因其钱谷难办，延至嘉庆十一年方得告竣。嘉庆六年，开两山界为新庄沟，山坡地五十余垧，每年取租，以为栖云山零星补修之费。七年，补修三教洞，又重修鱼篮菩萨殿，改塑神像。十年，因附近贫人无地埋葬，募化善信，置买禅寺沟，山坡为义冢地，使贫人随便葬之。十二年，重修兴龙山玉皇行宫，大展地基，续建东西两廊、山门、灵宫楼、道房、厨房。工将完成，秋雨连绵月余，山门地基走挫，栋宇上下俱皆倾斜开裂，欲为重工做作，限于钱谷无出，不得已而往固原，盐茶募化，始得完工，为兴龙第一壮观之所。并建禅寺沟孤魂殿一楹，厢房三间，为守义冢常住之处。十三年，三官殿柱朽下挫，墙倒像歪，栋宇将脱，起立重修，补塑神像，金妆彩画，收拾崖墙水道，两年方得告竣。十五年，重建迎善桥，迁移码头，破石斩崖，帮修道路，建立过厅、牌坊并道房，招安住持，常为照应。所余钱钞，在外营利，防备不虞，以为长久计，两年告竣。十七年，因山根道旁旧泉水不洁净，重开净水泉，上建亭子一楹，以备两山取汲、供神。十八年，重建关帝阁，开展地基，或帮或斩，量其地形，改移坐向，离虚就实，易殿为楼，前建看河亭，侧立两游廊，山门外南北各起穿路小楼一间，上供水火二神，接连石菩萨殿，又移立石菩萨殿为正座，并雕刻圣像，上下一气，配合成局，两年完工。山顶官修杨四将军庙，拆移鱼篮菩萨殿于岭右，占去殿基。其年菩萨殿因地基潮湿，使木土斜歪开裂。

师别选良基，迁移重建，金妆彩画。至于东岳台、大佛殿，亦皆帮助善信成工。两山神像，俱皆败而复兴矣。以上神工，皆有碑记细叙可考。

【第八章】

师初居栖云，开山建庙，非仅修工而已，特借修工，苦炼身心耳。以故，日则打尘劳，监管修造；夜则注经书，阐扬道脉，日夜辛苦，无有宁时，然师乐在其中，苦不知也。其书则《三易注略》、《周易阐真》、《参悟直指》、《道德会要》、《西游原旨》、《指南针》、《会心集》、《指南三书》、《栖云笔记》，儒释道三教书籍，凡二十二种。或解或注，破群仙之隐语，揭丹经之寓言，劈旁门之邪说，指大道之源流。略词藻而就常言，去文章而示实意。言愈浅，理愈明；语甚俗，意甚显，可为学人之阶级、志士之炬灯。幸偕知音善士大力，俱皆刊刻行世矣。

【第九章】

师在栖云，修造庙宇三十余年，著解经书三十余年。当两山神工告竣之时，即书刻刊方完之时，亦师寿八十有二之时。此时内外事毕，心无挂碍，身莫劳苦，安居自在窝，静养精神，一切外事，皆不应酬，与世无与矣。时有《绝言歌》以抒怀，刻刊于《通关文》之后，取其愿心已了，再不于文字中作事也。师平时间（闲）暇之时，自卜吉地，于新庄沟山顶之阳，乙木行龙，坐艮向坤，辛戌水口。相识善人预为之箍墓洞、建冥塔、立祭台、修围墙，以备临时方便办事、龙飞。

道光元年正月初六甲亥时，师忽入墓洞而坐，呼集众人，嘱以性命为重，功行为先。言毕脱然而逝，享寿八十有八。众门人遂封墓口焉。

　　师四十余年，四次整南台，三次开栖云，非图沽名，乃自行苦行耳。前四十年行为，乃师常自述经历事迹，勉励学人者。后四十年行为，乃弟子常随左右，亲目所睹者，非有装点虚造，俱是真实行藏。谨述本末，刻刊于《会心集》之首。凡我同心学者，触目惊心，各宜惕厉，勉旃可也。

　　　　　　　　　　　　　道光元年岁次辛巳三月三日
　　　　　　　　　　　　　从学门人张阳志谨述

附 录 3

国内外刘一明研究著作论文一览

一 专著

序号	书名	作者	出版社	出版时间
1	悟真篇三家注	刘仲宇	齐鲁书社	2010 年 1 月
2	道仙人	陈耀庭 刘仲宇	上海社会科学出版社	1992 年 3 月
3	道学家刘一明	张文玲	甘肃人民出版社	1997 年 12 月
4	刘一明修道思想研究	刘宁	巴蜀书社	2001 年 8 月
5	刘一明医书释要	李应存 王兰桂	甘肃文化出版社	2001 年
6	悟元老师本末	张阳志	清代嘉庆年间自在窝刻版， 榆中政协翻印	2002 年
7	世评高道悟元老人	谢新安	甘肃兴隆山国家级 自然保护区管理局	2002 年
8	刘一明学案	刘仲宇	齐鲁书社	2010 年
9	刘一明栖云笔记评注	孙永乐	社会科学文献出版社	2011 年 1 月
10	铁肩道义——刘一明大传	贾来生	宗教文化出版社	2011 年
11	世人评刘爷	吕信道	内部资料	
12	道教理论的集大成者 ——刘一明	金耀东	内部资料	
13	刘一明与兴隆山	丁述学	华夏出版社	2018 年 1 月

续表

序号	书名	作者	出版社	出版时间
14	甘肃兴隆山近代道脉源流觅考	吕信道	单进仓手抄本	
15	素朴师云游记	张阳志 孙永乐	榆中县道协道书研究中心	
16	信仰与教化—— 刘一明的信仰之道与教化之论	白娴棠	中国社会科学出版社	2018 年 12 月

二 论文

序号	题目	作者	发表刊物	年份期号
1	《刘一明的哲学—— 道教精神修炼之研究》	[日本] 宫川 尚志	瑞士苏黎世举行的第 三次道教研究国际会议	1979 年 9 月
2	《西游记》中佛道之争探 原——兼评"三教合一"说	李谷鸣	安徽教育学院学报 （社会科学版）	1985 年 2 期
3	《西游原旨》成书年代 及版本源流考（附 《西游原旨》资料补订）	王守泉	《兰州大学学报》	1986 年第 1 期
4	神室八法（上）	孔庆玺	《云南中医学院学报》	1989 年第 3 期
5	刘一明道教养生哲学 方法论和境界说	何建明	中国道教	1992 年第 2 期
6	刘一明"九要八法"概述	李远国	中国道教	1993 年第 2 期
7	有关刘一明的几则仙话传说	袁宗善	中国道教	1995 年第 2 期
8	刘一明道教教育思想初探	宋守鹏 孙石月	中国道教	1996 年第 4 期
9	刘一明道教思想刍议	张文玲	中国道教	1997 年第 2 期
10	浅议刘一明"道德同一"观	张文玲	中国道教	1998 年第 1 期
11	关于《西游记》艺术符号 解码的三种主要方式	刘宏彬	武钢大学学报	1999 年第 3 期
12	刘一明论"三教合一"	刘宁	宗教学研究	1999 年第 4 期
13	刘一明论"先天真一之气"	刘宁	社会科学研究	2000 年第 1 期
14	刘一明的道教生命观	常大群	宗教哲学	2000 年

续表

序号	题目	作者	发表刊物	年份期号
15	清代刘一明的道学思想	王永平	中国社会科学院研究生院博士学位论文	2002 年
16	刘一明论玄关一窍	刘宁	宗教学研究	2003 年第 4 期
17	清代甘肃名医刘一明	李应存	中医文献杂志	2004 年第 2 期
18	刘一明的天人合一思想初探	刘宁	宗教学研究	2004 年第 3 期
19	刘一明的修心养性思想及其现代思考——以《神室八法》为例	杨光文	宗教学研究	2004 年第 4 期
20	《西游记》中的道教修炼观	崔理明	中国道教	2004 年第 5 期
21	刘一明的天人合一思想初探	刘宁	社会科学研究	2004 年第 6 期
22	攻克人生的关卡——刘一明《通关文》的现代价值	刘仲宇	中国宗教	2004 年第 9 期
23	刘一明丹道论中的道心、人心辩析	刘宁	宗教学研究	2005 年第 3 期
24	浅谈刘一明《通关文》中的伦理思想及其现代意义	刘清章	全真道与齐鲁文化国际学术研讨会	2005 年 8 月
25	《神室八法》与青年自我培养	谢清果	中国青年研究	2005 年第 12 期
26	刘一明的精气神思想初探	刘宁	宗教学研究	2006 年第 3 期
27	《西游原旨》中"妖魔"的内丹意涵	王婉甄	东华汉学	2006 年第 4 期
28	《神室八法》与自我修养	谢清果	中国道教	2006 年第 6 期
29	试论《西游原旨读法》的地位及其影响	秦川	明清小说研究	2007 年第 1 期
30	略说刘一明《易理阐真》的丹易合一思想	徐恩栓	中国道教	2007 年第 2 期
31	刘一明丹道论中的性与命	刘宁	宗教学研究	2007 年第 3 期
32	自在窝随笔	王继洲	中国道教	2007 年第 6 期
33	《西游原旨》韵文删减的讨论	王婉甄	台湾淡江大学中国文学学系博士学位论文	2007 年

续表

序号	题目	作者	发表刊物	年份期号
34	西游故事与内丹功法的转换——以《西游原旨》为例	王婉甄	台湾淡江大学中国文学学系博士学位论文	2007 年
35	刘一明论内丹修炼三原则	刘宁	宗教学研究	2008 年第 2 期
36	刘一明内丹思想研究	赵相彬	华东师范大学硕士学位论文	2008 年
37	刘一明丹道养生思想的贡献和现代价值	贾来生	宗教学研究	2009 年第 3 期
38	刘一明道教教育思想述论	于兴汉	纪念《教育史研究》创刊二十周年论文集二——中国教育思想史与人物研究	2009 年 9 月
39	《西游原旨》研究	王欢	华东师范大学硕士论文	2009 年
40	略论刘一明《西游原旨》对卦爻象的运用	江凌	周易研究	2011 年第 5 期
41	清代全真道派适应低潮时期的三项历史经验——全真三大师王常月、刘一明、闵小艮的启示	陈耀庭	全真道研究（第 2 辑）	2011 年 11 月
42	明清时期兴隆山道教史研究	贾晓龙	西北民族大学硕士论文	2011 年
43	刘一明老学思想研究	贾海辉	华中师范大学硕士论文	2011 年
44	《修真辨难》研究	陈伟华	华中师范大学硕士论文	2011 年年
45	"性命双修"视域下刘一明的"道""德"论剖析	白娴棠	宗教学研究	2012 年第 1 期
46	刘一明诗歌的道教内涵及其审美旨趣	詹石窗	商丘师范学院学报	2012 年第 4 期

续表

序号	题目	作者	发表刊物	年份期号
47	刘一明的阴阳思想探析	陈伟华	铜仁学院学报	2012 年第 4 期
48	刘一明三教合一思想研究	计拓	中央民族大学 硕士学位论文	2012 年
49	刘一明的先天真一之气 学说与佛教如来藏	赵宇翔	兰州大学硕士学位论文	2012 年
50	《周易阐真》之"中" 观念探析	王景霖	集美大学学报 (哲学社会科学版)	2013 年第 2 期
51	通关与身体健康读刘一明 《通关文》有感	刘仲宇	中国道教	2013 年第 3 期
52	清代陇上著名道医刘一明 传略及医书概要	李应存 王战磊 万婷 李爱国	西部中医药	2013 年第 5 期
53	刘一明的易学本体论探析	王景霖	华侨大学硕士学位论文	2013 年
54	颠倒五行，逆施造化—— 论刘一明《阴符经注》中的 "盗—贼"思想	吴卫琼	海南大学硕士学位论文	2013 年
55	《周易阐真》中河图与 养生观念探析	李应存	西部中医药	2014 年第 2 期
56	《西游原旨》道教思想研究	胡建辉	华东师范大学 硕士学位论文	2014 年
57	《西游原旨》成书考	张莹 郭健	图书馆杂志	2015 年第 3 期
58	刘一明金丹论对阳明 良知论的融摄	白娴棠	宗教学研究	2015 年第 3 期
59	论刘一明《道德经会意》 的诠释特点	王闯	全真道研究(第 2 辑)	2015 年 12 月
60	刘一明丹道养生思想的 认识论和方法论初探	贾来生	商丘师范学院学报	2016 年第 5 期

序号	题目	作者	发表刊物	年份期号
61	刘一明丹道养生思想的过程论浅析	贾来生	佳木斯职业学院学报	2016 年第 5 期
62	《西游原旨》阐释倾向与刘一明先天学说	陈星宇	哈尔滨工业大学学报（社会科学版）	2016 年第 6 期
63	《西游记》"讲道说"的发展及其理论系统	曹炳建	江苏第二师范学院学报	2016 年第 8 期
64	清代刘一明丹道思想特色分析	宋宇	中央民族大学硕士学位论文	2016 年
65	清代甘肃名医刘一明咒语方解读	喻堰田	西部中医药	2016 年第 12 期
66	《西遊原旨》内丹思想初探	梁淑芳	全真道研究（第 7 辑）	2016 年
67	刘一明的丹道易学思想	王楠	济宁学院学报	2017 年第 1 期
68	浅析刘一明的哲学思想	丁国琛	新西部（理论版）	2017 年第 2 期
69	刘一明《道书十二种》农学思想考述	谭清华	社科纵横	2017 年第 2 期
70	刘一明易学生命哲学思想研究	王楠	山东大学硕士学位论文	2017 年
71	以道解佛：刘一明注解佛经的特点——以《心经解蕴》为例考察	白娴棠	弘道	2012 年第 1 期

参考文献

一 书籍

白娴棠:《信仰与教化——刘一明的信仰之道与教化之论》，中国社会科学出版社 2018 年版。

仓阳卿:《中国养生文化》，上海古籍出版社 2001 年版。

《藏外道书》第八册，巴蜀书社 1994 年版。

陈兵:《道教修炼养生学》，陕西师范大学出版社 2015 年版。

(清) 陈士斌、刘一明破译，孙国中辑校:《西游记气功全书破译》，团结出版社 1997 年版。

《道藏》，文物出版社、上海书店、天津古籍出版社三家本，1988 年版。

丁述学:《刘一明与兴隆山》，华夏出版社 2018 年版。

冯友兰:《中国哲学简史》，北京大学出版社 1996 年版。

冯友兰:《中国哲学史》(上、下册)，华东大学出版社 2000 年版。

盖建民:《道教医学》，宗教文化出版社 2001 年版。

胡孚琛、吕锡琛:《道学通论——道家、道教、仙学》，社会科学文献出版社 1999 年版。

胡孚琛主编:《中华道教大辞典》，中国社会科学出版社 1995 年版。

黄寿祺、张善文：《周易译注》，上海古籍出版社 2001 年版。

贾来生：《铁肩道义——刘一明大传》，宗教文化出版社 2011 年版。

乐爱国：《儒家文化与中国古代科技》，中华书局 2002 年版。

李荣棠、郭扶正等主编，赵世英：《兰州人物选编》，兰州大学出版
　社 1993 年版。

李养正：《道教经史论稿》，华夏出版社 1995 年版。

李应存、王兰桂：《刘一明医书释要》，甘肃文化出版社 2001 年版。

刘长林、滕守饶：《易学与养生》，沈阳出版社 1997 年版。

刘宁：《刘一明修道思想研究》，巴蜀书社 2001 年版。

（清）刘一明：《道书十二种》，羽者、祁威、于志坚点校，书目文献
　出版社 1996 年版。

（清）刘一明：《刘一明栖云笔记》，孙永乐评注，社会科学文献出版
　社 2011 年版。

刘仲宇：《刘一明学案》，齐鲁书社 2010 年版。

苗力田、李毓章主编：《西方哲学史新编》，人民出版社 1997 年版。

牟钟鉴主编：《道教通论——兼论道家学说》，齐鲁书社 1991 年版。

牟宗三：《中国哲学十九讲》，上海古籍出版社 1997 年版。

南怀瑾：《禅海蠡测》，复旦大学出版社 2002 年版。

南怀瑾：《中国道教发展史略》，复旦大学出版社 1997 年版。

卿希泰、詹石窗主编：《道教文化新典》，上海文艺出版社 1999
　年版。

卿希泰主编：《中国道教史》（修订本一、二、三、四卷），四川人民
　出版社 1996 年版。

卿希泰主编：《中国道教》（一、二、三、四卷），东方出版社 1994
　年版。

任继愈：《中国道教史》，人民出版社 1998 年版。

孙映逵、杨亦鸣：《六十四卦中的人生哲理与谋略》，社会科学文化

出版社 1998 年版。

（清）王建章、刘一明:《修道五十关》,李宇林整理,宗教文化出版
　　社 2004 年版。

王明:《抱朴子内篇校释》,中华书局 1985 年版。

王沐:《道书十二种》,中国中医药出版社 1990 年版。

王沐:《内丹养生功法指要》,东方出版社 2008 年版。

［德］卫礼贤、［瑞士］荣格:《金华养生宗旨与分析心理学》,通山
　　译,东方出版社 1993 年版。

杨逢彬、杨伯峻注译:《论语》,岳麓书社 2000 年版。

叶至明:《道教与人生》,宗教文化出版社 2002 年版。

尹志华:《清代全真道历史新探》,香港中文大学出版社 2014 年版。

詹石窗:《道教文化十五讲》,北京大学出版社 2003 年版。

张岱年、方克立主编:《中国文化概论》,北京师范大学出版社 1997
　　年版。

张文玲:《道学家刘一明》,甘肃人民出版社 1997 年版。

郑志明:《华人宗教的文化意识》（第一卷、第二卷）,台湾宗教文化
　　研究中心 2003 年版。

钟肇鹏:《道教小辞典》,上海辞书出版社 2001 年版。

朱越利:《道教问答》,华夏出版社 1993 年版。

邹伟俊:《娱乐养生》,学林出版社 2000 年版。

二　文章

盖建民:《道教"以德养生"思想及其现代意义》,《道韵》2002 年
　　第 12 期。

盖建民:《〈服气精义论〉道教医学养生思想略析》,《道学研究》
　　2003 年第 1 期。

郭德才:《也谈唾液的功效与养生》《中国道教》2003 年第 3 期。

胡孚琛:《〈道学通论·仙学篇〉补遗——谈内丹研究中的几个理论
    和实践问题》,《道韵》2000 年第 6 期。

胡孚琛:《二十一世纪的新道学文化战略——中国道教文化与道教丹
    法的综合创新》,《道韵》2002 年第 10 期。

李刚:《道教人生哲学及其对现代人的启示》,《道学研究》2003 年
    第 2 期。

李明鸟:《道教辟谷长生术的当代衰老分子生物学解释》,《道韵》
    2002 年第 11 期。

吕锡琛:《论道家健心养德的心理调适智慧》,《道学研究》2003 年
    第 1 期。

马序、盛国仓:《刘一明道教哲学思想初探》,《世界宗教研究》1984
    年第 3 期。

王文元:《刘一明修道:榆中兴隆山流传的神奇传说》,2016 年 10
    月 31 日每日甘肃网。

无聊子:《兰州道教概况》,内部资料。

许抗生:《略论道教养生学思想——二十一世纪道教界和学术界的一
    大任务》,《道韵》2001 年第 10 期。

后　记

　　润物细无声，刘一明的学说和思想潜移默化地影响了我们后来的学习者。刘一明固非改天换地的风云人物，但对于我一个来自大山深处、孜孜求学的学子，却有着许多感动。陈百强有歌：一生何求？我也经常纳闷：夫复何求？刘一明出身巨富，曾就读京师国子监，而这正是今天许多人所孜孜追求的。但刘一明离妻别子，入道士籍。南游北窜，访师求学。自己一身道袍，风霜雪雨，却开山建庙，兴一方丛林；笔耕不辍，著道德文章。我站在刘一明曾经住了四十余年、几尺见方的石洞前，往古越今，想起庄子所写的"鹪鹩巢于深林，不过一枝；偃鼠饮河，不过满腹"；想起后人歌颂范文正公的话：先生之风，山高水长……

　　自从早年接受我的导师盖建民教授的建议，着手研究刘一明的丹道思想后，在詹石窗教授等众多名师的帮助下，我除了学习刘一明的著作外，还利用假期亲自到甘肃兴隆山，实地参观和感受了刘一明炼丹著述的环境，收集了许多资料，并聆听了承传刘一明思想的自然道人以及榆中县委党史办的张文玲先生等人的讲述。值此拙作成草之际，我要感谢我的导师盖建民教授在我刚踏上学术道路时的谆谆教导和批评鼓励，正是先生春蚕吐丝、蜡烛成灰般的教导，才使我有所进步。另外，自从在詹石窗教授等先生的指导下，学写净明道的文章，到这次拙著的写作完成，都得到了先生的不懈教诲和悉心指导，在次深表谢意。随着我们对于刘一明著作阅读体悟的越来越多，我们越发感受到刘一明丹道哲学思想的博大精深和对于现代人安身立命越发凸显的重要意义。

目前学术界对刘一明思想的系统专题研究还较少，如同西北道教的研究一样，还有许多宝贵的思想财富有待发掘整理。当然这也是一项有相当难度的艰巨事业，限于本人的学识，文中错误之处在所难免，肯请方家不吝赐教。

贾来生教授

2019 年于天水